Docteur George ROUSSEL

de la Faculté de Médecine

de l'Université de Nancy

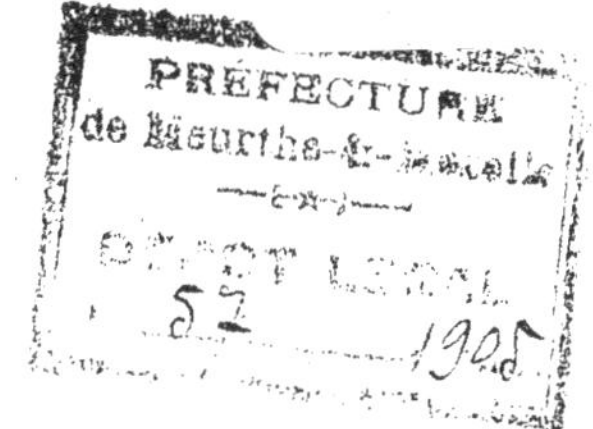

De la Valeur du Pouls

dans le diagnostic précoce de l'infection péritonéale consécutive aux perforations intestinales et de quelques considérations sur le traitement des péritonites par perforation

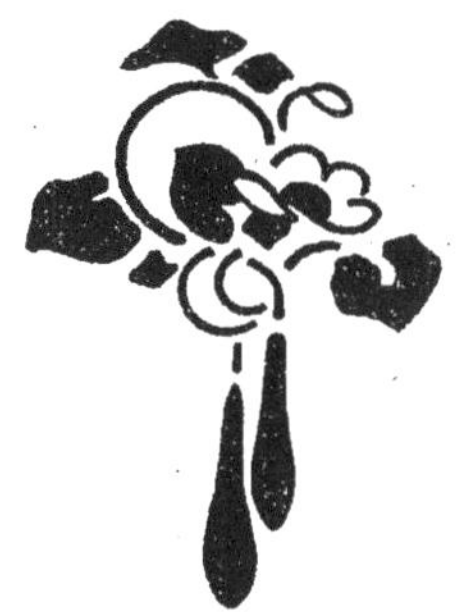

NANCY

IMPRIMERIE LOUIS KREIS

Rue Saint-Georges, 51

1905

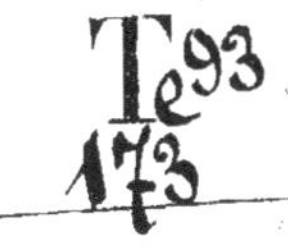

Docteur George ROUSSEL

de la Faculté de Médecine

de l'Université de Nancy

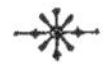

De la Valeur du Pouls

dans le diagnostic précoce de l'infection péritonéale consécutive aux perforations intestinales et de quelques considérations sur le traitement des péritonites par perforation

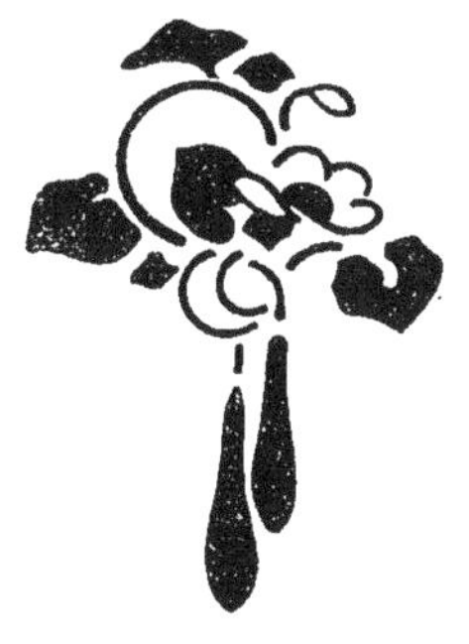

NANCY

IMPRIMERIE LOUIS KREIS

Rue Saint-Georges, 51

—

1905

AVANT-PROPOS

Au moment de quitter la Faculté, c'est pour nous un devoir bien agréable à remplir, que de remercier les Maîtres, dont il nous a été donné de suivre l'enseignement.

C'est à la clinique de M. le Professeur Gross, dont nous avons été l'externe, pendant une année, que nous avons fait notre éducation chirurgicale. Nous nous souviendrons toujours avec profit de ses savantes leçons cliniques au lit des malades et à la salle d'opérations, et c'est avec reconnaissance que nous le remercions des marques d'intérêt qu'il nous a toujours accordées et dont il nous donne aujourd'hui encore une preuve en acceptant la présidence de notre thèse.

Pendant un semestre, nous avons été l'externe de M. le Professeur Spilmann ; c'est à sa clinique que nous avons pris le meilleur de notre éducation médicale, et la clarté de son enseignement nous sera toujours d'un précieux secours ; nous l'en remercions bien sincèrement.

Pendant un semestre également, nous avons été l'externe de M. le Professeur agrégé Haushalter. C'est avec regret que nous évoquons les longues causeries du matin, au lit des petits malades, car il ne nous sera malheureusement plus donné d'y prendre part ; qu'il reçoive ici le témoignage de notre profonde reconnaissance et de notre respectueuse sympathie.

Durant un semestre, nous avons suivi la clinique de M. le Professeur agrégé Schühl, dont nous avons eu l'honneur d'être l'externe pendant un trimestre ; c'est à lui que nous sommes redevable de nos connaissances en obstétrique ; nous le remercions bien vivement du profit que nous avons retiré de son enseignement et de l'intérêt qu'il nous a toujours témoigné.

Nous avons eu le plaisir de faire partie du service de M. le Professeur agrégé Frœhlich, pendant un trimestre. Avec son affabilité habituelle, il nous a initié à l'orthopédie, pendant ce court laps de temps; nous nous en souviendrons avec reconnaissance.

Merci également à M. le Professeur agrégé Février, qui, pendant un semestre, nous a reçu avec la plus grande bienveillance dans son service.

Que M. le docteur Raoult, qui nous a ouvert avec tant de bonne grâce les portes de sa clinique privée d'oto-rhino-laryngologie, reçoive l'hommage de notre gratitude et de notre sympathie.

Nous remercions avec le plus grand plaisir, M. le Professeur agrégé G. Gross, de l'intérêt et de la bienveillance qu'il nous a témoignés au cours de l'année où il a été notre chef de clinique.

Durant un semestre, nous avons eu l'occasion d'avoir M. le professeur agrégé L. Spillmann comme chef de clinique; qu'il soit persuadé que nous n'oublierons jamais son affabilité et sa complaisance à notre égard.

Que M. le Professeur agrégé Frühinsholz, qui a été notre chef de clinique, pendant notre court externat à la Maternité, reçoive nos remerciements pour sa sympathie et sa camaraderie envers nous.

Il nous est particulièrement agréable de remercier ici, notre ami, le docteur Sencert, chef de clinique chirurgicale, qui nous a prodigué d'excellents conseils au cours de la rédaction de cette thèse ; qu'il soit persuadé que nous lui en gardons la plus vive gratitude.

Nous ne voulons pas oublier M. le docteur Bichat, ancien chef de clinique chirurgicale, qui nous a toujours traité en camarade et dont nous garderons le meilleur souvenir.

Merci encore à M. le docteur Pillement, à qui nous sommes, en partie, redevable de nos connaissances en oto-rhino-laryngologie.

Nous adresserons enfin un au revoir cordial à tous les amis que nous nous sommes faits, avant ou au cours de nos études médicales et principalementaux docteurs Manuel, Schneider, Thiébaux, Forthomme, Gœpfert, Lévy, Hück, sans oublier le docteur H. Hartmann, dont la connaissance approfondie de l'allemand et de l'anglais nous a été d'un aide précieux au cours de notre travail.

Et nous terminerons en souhaitant longue vie et prospérité à l'Association générale des Etudiants, où nous avons passé de si bons moments et où nous nous sommes fait de si sincères camarades.

INTRODUCTION

C'est sur le conseil de M. le Professeur Gross que nous avons entrepris ce travail sur la valeur du pouls dans le diagnostic précoce de l'infection péritonéale consécutive aux perforations intestinales (1). Aucune question, peut-être, n'a été si souvent traitée que celle de ces perforations, mais il nous a semblé que les auteurs n'avaient pas accordé au pouls, dans l'établissement du diagnostic, la part qui lui revenait et qui, à notre avis, est prépondérante. En effet, ce qui importe, en présence d'un malade chez qui l'on peut soupçonner une perforation, c'est un diagnostic qui permettra une intervention d'autant plus efficace, qu'il aura été lui-même plus précoce.

(1) Ou plus exactement aux perforations de la portion abdominale du tube digestif, c'est-à-dire aux perforations *stomacales* et *intestinales*.

Or, le signe constant que nous avons retrouvé dans toutes nos observations, de quelque nature qu'ait été la perforation, c'est l'accélération, pour ainsi dire régulière, du nombre des pulsations. Il nous a paru intéressant, étant donné la constance et la précocité de ce symptôme, d'insister sur son importance et d'essayer de montrer que, seul, il pouvait être considéré comme pathognomonique.

Ajoutons que ce signe possède absolument la même valeur dans tous les cas d'infection péritonéale, de quelque origine qu'ait été cette dernière, et c'est simplement pour limiter notre sujet que nous ne nous occuperons ici que des péritonites par perforation.

Nous diviserons ce travail en quatre chapitres.

Dans le premier, nous étudierons l'évolution clinique des perforations intestinales.

Dans le second, celui du diagnostic, nous comparerons la valeur sémeiologique du pouls à celle des autres signes dont nous montrerons l'inconstance.

Dans le troisième, nous nous occuperons des indications opératoires.

Dans le quatrième, enfin, nous préconiserons, pour certains cas, le traitement des péritonites par perforation, consistant en une laparotomie médiane et deux latérales, en insistant particulièrement sur le lavage méthodique et sur le drainage de la cavité péritonéale.

CHAPITRE PREMIER

Evolution clinique des péritonites par perforations intestinales

---

Avant de commencer ce chapitre, nous préciserons les perforations intestinales, dont nous nous occuperons. Laissant de côté la perforation survenant chez un malade déjà affaibli par une affection grave de longue durée, telle que la fièvre typhoïde, la dysenterie, la tuberculose, nous n'aurons en vue que celle qui se produit chez un sujet bien portant jusqu'à l'apparition de l'accident, ou ne souffrant que de troubles de la santé, peu accusés et compatibles avec une existence normale.

On peut, avec les auteurs, diviser l'évolution clinique des péritonites par perforations en trois périodes :

1° Une période de choc ;

2° Une période d'invasion du péritoine par les produits septiques ;

3° Une période de réaction du péritoine, qui constitue la péritonite.

1° Période de choc.

Cette période est surtout marquée dans les contusions abdominales ; dans la perforation appendiculaire, elle est souvent masquée par les symptômes antérieurs ; malgré son inconstance, lorsqu'elle existe, elle est nettement caractérisée par de la pâleur du visage, des sueurs froides, un pouls petit, dépressible, fréquent, du refroidissement des extrémités, de la dilatation des pupilles, un état syncopal, parfois des nausées, des vomissements et du hoquet.

Le choc est un phénomène d'arrêt, variant avec la disposition particulière des sujets, provenant d'une paralysie réflexe, d'origine périphérique, frappant tous les organes et plus particulièrement le cœur. Mansell Moulin le définit : « une atteinte « brusque portée à la circulation par l'intermé- « diaire du système nerveux, à la suite d'un trau- « matisme, produisant la mort avec rapidité, ou « bien amenant un état de prostration prolongée, « suivie d'une réaction dont l'issue est plus ou « moins heureuse ».

Ce qui caractérise donc cette période, c'est un collapsus plus ou moins complet, pouvant aller jusqu'à la syncope et s'accompagnant d'un pouls petit et fréquent, se traduisant sur le tracé sphygmographique par une ascension brève, suivie d'un plateau très marqué.

Cet état alarmant dure le plus souvent deux à trois heures et alors les signes mentionnés ci-dessus s'amendent; le pouls devient meilleur, plus fort, moins fréquent; mais bientôt, après cette accalmie passagère, et pour une autre raison, il devient de nouveau plus petit, moins tendu, sa courbe remonte sur la feuille de température; ce n'est plus le traumatisme, qui est en cause dans cette ascension, c'est l'infection.

Nous devons ajouter que cette période de courte rémission dont nous venons de parler et qui, d'après les auteurs, se retrouve dans la majorité des contusions de l'abdomen avec perforation intestinale, que cette période manque très souvent dans la totalité des cas que nous envisageons ici, et que les symptômes, que nous allons énumérer, sont souvent presque contemporains des phénomènes plus ou moins intenses de choc ou les suivent de très près.

2° Période d'invasion du péritoine par les produits septiques.

Une fois la perforation produite (et nous ne nous occuperons pas des cas où elle est obstruée par un bouchon formé par une hernie de la muqueuse intestinale), s'effectue la pénétration des matières alimentaires, s'il s'agit d'une perte de substance de l'estomac, celle des matières fécales, si c'est l'intestin qui est lésé, matières accompagnées de gaz et renfermant en elles des germes plus ou moins infectants, qui vont pulluler avec plus d'intensité que jamais dans le nouveau milieu où ils arrivent.

A ce moment, l'intestin n'est pas encore paralysé et, par ses mouvements péristaltiques, il favorise l'issue dans la cavité péritonéale de ces matières et de ces gaz, et l'on comprendra aisément que cette issue soit encore facilitée, lors de l'absence de choc, par les mouvements qu'exécute le malade, surtout si celui-ci peut encore continuer à marcher pendant quelque temps.

Si l'estomac est plein, le patient est pris de vomissements alimentaires. La douleur, primitivement localisée au point de la paroi, qui correspond à la lésion intestinale, commence à s'étendre d'une manière progressive. Comme conséquence, le ventre se durcit, les muscles se contractent. Il en est de même du diaphragme qui s'immobilise ; la respiration s'accélère et devient thoracique ; le facies s'altère. On peut constater de la sonorité pré-hépathique. La température est aux environs de 37° ; quant au pouls, il augmente de fréquence et diminue de force.

Que s'est-il en effet passé dans la cavité péritonéale ? Les matières sont au contact de la séreuse et déjà celle-ci commence à perdre son endothélium, en même temps que débute l'hyperdiapédèse des leucocytes à travers les vaisseaux nourriciers de la membrane et dans l'intimité des espaces conjonctifs interstitiels. Mais à peine cette mobilisation leucocytaire est-elle commencée, que déjà le pouls diminue de force et augmente de fréquence : le simple contact des matières épanchées, par excitation des splanchniques, a déjà influé sur le bulbe, dont le pouls traduit l'irritation.

A mesure que s'accusent les symptômes, que nous avons cités plus haut, le pouls va continuer à faiblir et à monter, et bientôt l'intoxication, due à la résorption des toxines microbiennes, va, à son tour, agir sur le bulbe. Le diagnostic sera dès lors facile, car nous sommes maintenant en présence de la péritonite déclarée.

3° Période de réaction du péritoine.

Le malade est dans son lit, couché sur le dos, les genoux fléchis, ne pouvant supporter le poids des couvertures, car la douleur s'est étendue à tout l'abdomen et, bientôt, est devenue intolérable. L'intestin, de son côté, est paralysé ; les anses se dilatent et s'immobilisent, grâce à ce relâchement de leur tunique musculaire. Parfois, quand il y a rupture, plutôt que simple perforation, les gaz s'accumulent dans le péritoine, produisant ainsi la tympanite décrite par Jobert de Lamballe, comme un signe pathognomonique.

Des vomissements se produisent, d'abord bilieux, puis verdâtres, parfois même fécaloïdes.

La température se maintient aux environs de 37° ou même baisse au-dessous. Le liquide produit par la réaction inflammatoire, s'accumule parfois en assez grande quantité dans le péritoine.

Depuis le début, le malade n'a pas eu de garderobe, il n'a pas rendu de gaz. Le facies devient de plus en plus mauvais, les yeux sont excavés, le nez s'étire, les pommettes sont saillantes. La respiration est rapide. l'anxiété extrême. Quant au pouls, il n'a cessé de faiblir et d'augmenter de fréquence ; il est misérable, irrégulier, incomptable. Le malade est en pleine péritonite généralisée confirmée.

Si on a attendu pour laparotomiser jusqu'à ce moment, que nous montrera l'opération ? Une vascularisation intense de toute la séreuse et surtout des couches sous-jacentes ; l'endothélium a maintenant complètement disparu et la surface de la membrane est devenue rugueuse. A l'incision du péritoine, une partie du pus, dans lequel baignent les anses intestinales, a fait issue au dehors ; elles-mêmes sont agglutinées entre elles, recouvertes d'exsudats fibrineux.

On comprendra alors qu'une nouvelle cause est en jeu, pour expliquer l'accélération croissante du pouls. L'intestin étant paralysé, les matières et les gaz stagnent dans son intérieur, créant ainsi une nouvelle source d'infection et permettant, à travers sa paroi amincie, le passage de coli-bacilles d'une virulence exaltée. Et ceux-ci vont se joindre aux germes et aux toxines contenus dans la cavité abdominale, pour être résorbés ; d'où intoxication du bulbe et affollement du pouls, d'autant plus compréhensible, si l'on songe que le péritoine a une étendue égale à celle de la peau.

Les symptômes généraux augmentent ; le facies péritonéal s'accentue, la langue se sèche et se fendille, la soif est inextinguible, la voix est grêle et cassée. La fonction urinaire est suspendue par anurie réflexe et paralysie de la vessie. Les extrémités, le nez se refroidissent. La douleur abdominale s'amende. La respiration est plus rapide que jamais, le pouls misérable et incomptable. Le délire s'installe et le malade meurt le plus souvent en hypothermie.

Voilà donc, rapidement décrite, l'évolution de la péritonite par perforation, mais nous serions incomplet, si nous ne disions quelques mots de la péritonite septique, étudiée surtout par Verchère et que l'on rencontre principalement dans les perforations appendiculaires.

L'affection débute comme un embarras gastrique, un empoisonnement, parfois une diarrhée cholériforme.

Le malade est pris de diarrhée, sa soif est inextinguible et rapidement il prend le facies abdominal ; parfois, déjà au bout de douze heures, les yeux sont excavés, cerclés de noir, les joues se creusent ; de chaque côté des narines, part un sillon accusé ; le nez est pincé. La langue est rose et humide. La température est à 37° ou un peu au-dessous ; le pouls est petit, souvent filiforme ; Verchère dit : « Ce qui le caractérise, c'est sa rapidité. » La respiration est rapide, mais abdominale. Peu ou pas de vomissements ; l'abdomen se météorise considérablement ; il est absolument indolent à la pression. L'anurie s'observe souvent. Cet état dure quelques jours, pendant lesquels le pouls continue à monter ; au moment de la mort, la température jusqu'alors basse, s'élève rapidement jusqu'à 39°5 — 40° ; et le malade meurt avec toute sa lucidité d'esprit.

A l'autopsie, on trouve les anses intestinales distendues, rouges, lisses ; la cavité péritonéale renferme des gaz fétides et un liquide brunâtre, d'odeur repoussante, qui occupe le petit bassin.

Par conséquent, ici, les phénomènes de réaction péritonéale ne sont guère marqués ; ce qui domine la scène, ce sont les phénomènes d'infection. Notons encore que, dans ce cas, à part le facies péritonéal, dont l'apparition est précoce, c'est le pouls qui nous révèle, le premier, le danger par son accélération croissante.

CHAPITRE SECOND

De la valeur du pouls dans le diagnostic précoce de l'infection péritonéale consécutive aux perforations intestinales

---

Dans ce chapitre, nous passerons en revue les principaux symptômes, dont l'existence peut permettre de penser à une perforation intestinale; nous montrerons leur inconstance et l'importance toute relative que l'on doit y attacher ; nous mettrons ensuite en valeur les renseignements importants que l'on peut tirer de l'étude du pouls et qui permettent de poser un diagnostic précoce.

Choc.

Un homme vient d'être atteint d'une contusion de l'abdomen ; il est en état de choc très prononcé ; cela nous permettra-t-il de penser qu'il y a une lésion intestinale ? En aucune façon, car nombreuses sont les observations, où après un choc prononcé, les malades ont guéri sans intervention. Billet nous rapporte le cas d'un cavalier qui reçoit à sept heures du matin un coup de pied de cheval dans le flanc gauche ; il tombe en syncope et, pendant toute la journée, il est pris de lipothymies répétées ; à sept heures du soir, le pouls est encore à 140 ; seul, l'éloignement d'aides suffisants fait ajourner l'opération ; le lendemain les symptômes s'amélioraient et le blessé quitte l'hôpital une dizaine de jours après.

Mendy cite, de même, le cas d'un cavalier qui reçut un coup de pied de cheval dans la région ombilicale, qui eut une syncope et ne revint à lui qu'au bout d'une heure et demie ; au bout d'une quinzaine de jours, il sortait guéri sans aucune intervention.

On ne peut donc conclure à une corrélation entre l'intensité du choc et la présence de perforation du tube digestif.

Réciproquement, l'absence de choc ne peut nous faire croire à la bénignité de l'accident. Lorsque nous étions externe dans le service de M. le Professeur Spillmann, nous avons vu, dans notre salle, un malade dont voici l'observation résumée, citée par M. le Professeur Gross, dans un travail sur la perforation par ulcère de l'estomac (*Revue de Chirurgie*, 1904). Auguste R... éthylique, souffre de l'estomac depuis deux ans. Il quitte son village le 22 mai 1903, à cinq heures du matin, afin de se rendre à la consultation de l'hôpital de Nancy ; il part en voiture pour atteindre la gare distante d'une dizaine de kilomètres ; en dételant son cheval, il est pris brusquement d'une douleur à l'épigastre ; il entre dans une auberge et se fait servir du vin chaud. Il prend le train et, en arrivant à Nancy, il boit un café au lait, dans un établissement voisin de la gare ; il se rend ensuite à l'hôpital et monte à pied jusqu'au service situé au premier. Facies grippé, nez effilé, pouls filiforme à 130. M. le Professeur Spillmann porte le diagnostic de perforation de l'estomac par ulcère rond, diagnostic confirmé à onze heures du matin par la laparotomie, pratiquée par M. le Dr G. Gross, chef de clinique chirurgicale.

Balladur cite dans sa thèse le cas d'un homme atteint de contusion de l'abdomen avec perforation intestinale, qui se relève, dételle ses chevaux, monte sur l'un d'eux et fait ainsi 300 mètres ; il meurt douze heures après.

Duguet cite un cas analogue, dans lequel il montre le patient faisant un trajet d'une heure à pied pour se rendre à l'hôpital ; le lendemain il se lève trois fois pour aller à la selle ; vingt-quatre heures après, il meurt et l'autopsie montre trois déchirures intestinales.

Nimier rapporte l'observation d'un cavalier qui reçoit le matin une ruade dans le ventre ; il remonte à cheval ; le lendemain il demande à manger ; mort au bout de trente-six heures.

Legueu a trouvé cinq perforations intestinales chez un homme qui, s'étant tiré involontairement un coup de revolver dans le ventre, avait fait, à pied, un long trajet pour se rendre à l'hôpital.

Que dire enfin de ce fait cité par Ravaton d'un soldat qui fit cinquante lieues à pied, après avoir été atteint par une balle qui avait traversé le bassin : les matières sortaient par la plaie postérieure.

Somme toute, ni l'intensité, ni l'absence de choc ne peuvent nous servir dans le diagnostic de perforation intestinale.

Douleur.

La douleur est un symptôme infidèle. Si, dans les perforations de l'estomac et du duodénum, elle est en général intense, (coup de poignard épigastrique de Dieulafoy) dans l'appendicite, la perforation s'accompagne assez souvent d'une douleur supportable, qui parfois même peut passer inaperçue.

Quant à la valeur de la douleur dans les contusions abdominales, pour montrer le peu de confiance qu'on doit lui attribuer, nous citerons le cas de deux malades de Delorme ; l'un frappé à l'épigastre, accuse de violentes douleurs pendant plusieurs heures de la première journée, le lendemain, il était calme et il guérit ; l'autre, frappé dans le flanc, souffrant à peine, succombe rapidement à une péritonite, malgré la laparotomie.

La douleur n'a donc aucune signification au point de vue du diagnostic.

Epanchement de liquide et de gaz.

Logiquement, quand il existe une vaste perforation de l'intestin et surtout de l'estomac, si toutefois il n'est pas vide, on peut admettre que les matières et les liquides qui y sont contenus s'épanchent dans la cavité péritonéale et viennent s'accumuler dans le bassin et la fosse iliaque droite. Mais somme toute, le fait est assez rare ; la présence du liquide elle-même peut être difficile à révéler ; et, dans un autre ordre de faits, nous nous rappelons le cas d'une malade opérée par M. le Dr Sencert, chef de clinique chirurgicale, où il s'agissait d'une rupture de grossesse tubaire ; et chez qui la percussion la plus minutieuse n'avait pu révéler la présence d'un litre et demi de sang que l'on retira du ventre de la malade.

De plus, comme nous le disions plus haut, l'épanchement précoce de liquides dans la cavité abdominale, n'est pas aussi fréquent qu'on pourrait le supposer, et nous n'en voulons pour preuve que les nombreuses boutonnières blanches de Guinard.

L'épanchement de gaz, lui, plus fréquent, a été donné par quelques auteurs, comme un signe pathognomonique de perforation intestinale. Mais il faut avouer que la tympanite de

Jobert de Lamballe est bien inconstante dans son existence et dans son mode d'apparition.

Quant à la sonorité pré-hépatique des auteurs modernes, elle ne peut avoir de valeur que si elle est constatée au début et si elle s'étend progressivement. Et encore combien sa présence est-elle inconstante. Gauthier cite le cas d'une vaste perforation de l'estomac, dans lequel n'existait pas de sonorité pré-hépatique. Delorme n'en a pas constaté chez un cavalier mort au bout de trente-six heures d'une perforation de l'iléon, consécutive à une contusion de l'abdomen ; et les cas de ce genre sont nombreux.

« Non, comme l'a dit Lejars, la sonorité pré-
« hépatique n'est pas un signe pathognomonique ;
« la réplétion gazeuse de l'estomac et du côlon,
« le volume relativement restreint du foie, qui se
« cache sous la base du poumon, peuvent réduire
« la matité hépatique dans de telles proportions,
« qu'elle échappe à l'examen. »

Nous terminerons en citant l'opinion émise par M. le Professeur Gross, dans la *Revue de Chirurgie*, à propos des perforations de l'estomac par ulcère : la matité pré-hépatique a peu d'importance, dans certains cas, elle existe et il n'y a pas de perforation.

Contracture des muscles abdominaux.

Ce signe a été, et est encore considéré comme pathognomonique par certains auteurs.

Bishop n'admet qu'un seul signe dont la présence lui fait faire le diagnostic : c'est la contraction spasmodique des muscles de l'abdomen, notamment des muscles grands droits ; et il décrit d'une manière minutieuse la façon dont le chirurgien doit s'assurer de cette défense.

En France, en 1898, Hartmann a dit qu'en présence d'une contusion de l'abdomen, il considérait, en l'absence de tout autre symptôme, l'existence d'une contracture de la paroi, non limitée au point contus, comme signe révélateur d'une perforation intestinale. Au contraire, en l'absence de contracture, quels que soient les commémoratifs, il s'abstient de toute intervention.

Sans enlever à ce signe toute sa valeur, il faut reconnaître qu'il manque souvent dans les cas de perforation intestinale.

A l'opinion de Bishop, on peut opposer celle de d'Arcy Power, qui affirme que dans les perforations de l'estomac et de l'intestin, on constate fréquemment l'absence de contracture des muscles abdominaux.

Demons, contrairement à l'avis émis par Hartmann, déclare que dans la contusion abdominale avec lésions intestinales, le ventre peut être tendu, dur ou au contraire souple, quelquefois sans modification appréciable.

Et à l'appui de leurs dires, on peut citer de nombreuses observations de perforations intestinales, dans lesquelles la contracture abdominale n'a pas existé.

Chez le malade de Delorme, dont nous parlions plus haut et chez qui manquait la sonorité préhépatique, le ventre était souple.

Chez la malade opérée par M. le Dr Sencert, chef de clinique chirurgicale, dont nous donnons plus loin l'observation détaillée, il y avait une perforation appendiculaire et l'on palpait facilement la fosse iliaque droite, la paroi se défendait si peu, que l'on avait songé un instant à de la tuberculose iléo-cæcale.

Riche a publié l'observation d'une femme de vingt-un ans, chez laquelle l'abdomen n'était pas contracté, une heure et demie après avoir reçu un coup de revolver au-dessus de la crête iliaque gauche ; la laparotomie révéla l'existence de dix perforations du grêle.

Chez un jeune élève de l'école navale anglaise, opéré par Duffett, pour une perforation de l'appendice, le troisième jour après le début des accidents, la palpation était facile dans la fosse iliaque droite.

Dans un cas analogue, opéré par Picqué, quelques heures après le coup de pistolet, on trouvait un ventre souple; le lendemain soir, à sept heures et demie, l'abdomen était très souple, le surlendemain, jour de l'intervention, il était encore souple dans toute son étendue.

En résumé, tout en admettant que l'existence de ce signe peut aider au diagnostic, on ne peut cependant admettre qu'il soit pathognomonique.

Vomissements.

Les vomissements alimentaires ne signifient rien, quand le malade vient de manger.

En général, leur étude est peu instructive, tout au plus leur persistance a-t-elle une certaine valeur ; encore Schwartz a-t-il vu parfaitement guérir un malade, atteint de contusion abdominale, qui a vomi pendant onze jours consécutifs.

Un malade dont parle Brun dans sa thèse, opéré en pleine péritonite et chez lequel on trouva une petite perforation de l'estomac, n'eut à aucun moment des vomissements.

La jeune femme opérée par M. le Dr Sencert, pour une perforation appendiculaire, dont nous parlions au paragraphe précédent, n'a jamais été prise de vomissements.

Ceux-ci n'ont donc aucune valeur propre et tout au plus peuvent-ils aider au diagnostic, quand ils sont associés à d'autres symptômes du même ordre.

Ballonnement.

Ici encore, nous avons affaire à un signe dont l'absence est souvent notée, dans les observations de perforation intestinale.

Chez la malade de M. le Dr Sencert, trois heures avant l'opération, le ventre n'était pas ballonné.

Mendy, dans sa thèse, cite une observation de contusion abdominale, dans laquelle un cavalier atteint d'un coup de pied de cheval à huit heures du matin, présentait à trois heures de l'après midi un tympanisme considérable : le ventre était distendu comme une outre ; cependant le blessé quittait l'hôpital quelques jours après.

Delorme, de son côté, rapporte le cas d'un cavalier qui reçoit un coup de pied de cheval au-dessous de l'ombilic dans la nuit du 26 au 27 mai 1896 ; on l'exempte de cheval le lendemain. Le 28, il est vu par Delorme à onze heures du matin, le ventre n'était pas ballonné. On le laparotomise le même jour, on trouve un éclatement de l'appendice ; il meurt le lendemain.

D'après ces quelques faits, il nous semble que l'on ne peut guère attacher qu'une importance toute relative à l'existence ou à l'absence de ce symptôme si infidèle.

Absence d'émission de gaz et d'urine.

Nous n'insisterons pas sur la valeur de ces signes secondaires ; aussi bien peut-on citer des cas dans lesquels des malades atteints de perforation intestinale ont eu des gaz, même plusieurs garde-robes et n'ont cessé d'avoir des mictions normales jusqu'au moment où, la péritonite étant confirmée, l'intoxication a provoqué, par l'intermédiaire du système nerveux central, une anurie par action réflexe sur les vaso-constricteurs du rein.

Nous ajouterons que, dans les cas de péritonite septique par perforation appendiculaire, dont nous avons parlé dans notre premier chapitre, le malade est pris d'une diarrhée persistante, qui a pu faire croire à un embarras gastrique.

Respiration.

Une respiration anxieuse, superficielle et rapide, indique souvent une lésion intestinale. Cela se comprend aisément, si l'on songe que le centre de la respiration est dans le bulbe, que nous avons montré impressionné d'une façon réflexe dès le début de l'invasion des matières septiques dans le péritoine et traduisant son irritation par l'accélération du pouls.

Cependant, dans le cas de perforation intestinale, il est assez fréquent de voir la respiration rester aux environs de 30, alors que le pouls continue à monter régulièrement et même, quelquefois, le nombre des respirations par minute est moins élevé vingt-quatre heures après le début des accidents que quelques heures après.

Dans la péritonite septique, dont nous parlions plus haut, la respiration est bien rapide, mais elle n'est ni anxieuse, ni superficielle, car le diaphragme n'étant pas immobilisé, elle continue à être abdominale.

L'étude de la respiration ne peut donc permettre de poser un diagnostic certain, et ce signe ne tire sa valeur que de son association avec d'autres, parmi lesquels l'accélération du pouls.

Température.

La température présente des modifications bien inconstantes et, au point de vue qui nous occupe, sa courbe est très variable.

Etudiée isolément, elle ne fournit guère un moyen de diagnostic et elle n'a de valeur que comparée à la courbe du pouls. D'où cette fameuse discordance du pouls et de la température, que les auteurs ont donné comme un signe pathognomonique de la réaction péritonéale, consécutive à une perforation intestinale.

Il faut reconnaître que, dans certains cas, cette discordance a une certaine importance et Gérart-Marchant a pu dire, à propos de la mort d'une jeune fille de treize ans, qu'il avait opéré trop tard pour une péritonite par perforation : « Si j'avais « tenu compte de la dissociation entre le pouls « et la température, plutôt que de me leurrer « d'illusions, en constatant la rareté des vomis- « sements, le ballonnement modéré du ventre, la « quantité normale des urines, les alternatives du

« mieux et du mal, l'aspect normal du facies, je « serais intervenu trois jours plutôt, et, au lieu de « trouver des abcès collectés dans différents points « de la cavité abdominale, entre les anses intesti- « nales, nous aurions pu, peut-être, rencontrer « des lésions curables ».

Gayet et Molin, de leur côté, dans une étude sur la laporotomie pour lésions traumatiques de l'intestin, déclarent que dans leurs quatre observations, l'accélération du pouls dans une proportion normale par rapport à la température, a été frappante chez leurs malades.

Mais nombreux sont les cas où cette dissociation n'existe pas et dans lesquels, cependant, la laparatomie permet de reconnaître des perforations intestinales. Témoin, celui que rapporte Dieulafoy, dans ses cliniques de l'Hôtel-Dieu : Il avait été appelé, au second jour d'une appendicite, auprès d'un enfant de neuf ans et demi ; il trouva une température à 40° et un pouls à 140. L'opération, pratiquée par Routier, montra un appendice couvert de plaques gangréneuses et présentant une perforation par où sortait un calcul.

Pour les cas qui nous occupent, l'étude des courbes thermiques nous montre que la température peut présenter trois types principaux:

1° La température monte tout d'un trait et la fréquence du pouls s'accroît comme elle, en même temps qu'il se déprime de plus en plus.

2° La température reste d'abord à 37° ; puis elle

baisse de plus en plus, à mesure que le pouls monte. La température est à 36°, le pouls à 150.

3° La température s'abaisse d'abord, pendant que le pouls s'accélère et s'amoindrit, puis elle remonte ensuite rapidement, pour atteindre 40°-41° au moment de la mort.

On voit que dans deux types, on ne peut parler de dissociation de la température et du pouls ; ce qu'il y a de constant, c'est l'accélération des pulsations. Comme l'a dit Lejars, quand il y a désaccord entre la température et le pouls, c'est le pouls qu'il faut croire.

Notons en passant cette augmentation constante de fréquence du pouls, dont nous allons étudier l'importance un peu plus loin.

Avant d'aborder son étude, parlons encore de quelques moyens de diagnostic, dont un assez nouveau et qui peut avoir quelque importance.

Nous mentionnerons l'artifice employé par Moty, et qui consiste à faire ingérer au malade un liquide, de préférence une potion opiacée ; cette ingestion provoquerait au bout de quelques secondes une altération des traits, dans le cas de perforation perméable de la partie supérieure de l'intestin grêle ; mais Moty ajoute que ce moyen ne peut être employé qu'après dix ou douze heures et, dans ce cas, on ne peut plus parler de diagnostic précoce.

En 1903, Julliard, de Genève, a indiqué un nouveau moyen de diagnostic, emprunté à l'hématologie. D'après ses recherches, tous les malades atteints de perforation intestinale (excepté dans la fièvre typhoïde), ont un abaissement notable des leucocytes, dont le nombre, par millimètre cube, peut tomber de 9500 à 3 — 5000 ; cet abaissement s'opère dans les premières heures qui suivent la perforation.

Il est suivi d'une augmentation progressive, atteignant parfois 40 à 50.000 leucocytes, à mesure que se développe la péritonite. Une leucocytose faible, avec des symtômes graves, indiquerait donc la présence d'une lésion intestinale.

Malgré ces indications précises, Tuffier, au XVIIe Congrès français de chirurgie (1904), a émis l'avis que l'hématologie ne devait entrer en ligne de compte que lorsque la clinique avait épuisé tous ses moyens d'investigation, et que les résultats qu'elle donne sont surtout des signes de présomption.

Ajoutons que cette méthode demande du temps, un outillage de laboratoire, toutes choses qui font souvent défaut dans cette chirurgie d'urgence.

Maintenant que nous avons montré l'inconstance des signes et des moyens de diagnostic que nous venons d'énumérer, nous allons, d'après quelques observations, étudier l'importance qu'il convient d'accorder à l'accélération du pouls, dans le diagnostic précoce de la réaction péritonéale qui se produit à la suite des perforations intestinales. Cette importance a particulièrement été mise en lumière dans le service de M. le Professeur Gross, qui a donné à l'étude du pouls une place prépondérante dans le diagnostic des lésions intra-abdominales.

OBSERVATION I

Contusion de l'abdomen. Laparotomie. Suture de l'intestin. Guérison.

(MM. Gross et Sencert. — *Revue médicale de l'Est*, 1er sept. 1904)

H..., âgé de 48 ans, entre le 26 avril 1904 dans le service de M. le Professeur Gross, ayant reçu dans le côté droit de l'abdomen un coup de planche, lancée par une machine. Il a toujours joui d'une bonne santé. Le matin, à 10 heures, il était occupé à raboter, lorsqu'une des planches fut brusquement projetée en arrière et l'atteignit au ventre un peu à droite de l'abdomen. Le blessé rentre chez lui à pied et fait venir un médecin, qui l'envoie à l'hôpital, où il arrive à cinq heures du soir. Il est vu par M. le Dr Sencert.

L'état du malade inspirait tellement peu de craintes, qu'on avait demandé à M. Sencert, vu l'encombrement du service, de le faire entrer seulement le lendemain.

Pas de choc abdominal ; facies excellent. Le pouls est à 90, bon, bien frappé, la température est normale. Le malade se plaint à peine de quelques douleurs dans le ventre. Localement, la défense musculaire est très marquée ; le ventre est plat, dur comme une planche. A la percussion, on délimite une mince zone de sonorité pré-hépatique et une zone mal définie de matité dans le flanc gauche, du côté opposé à celui sur lequel a frappé la planche ; à ce niveau, on ne remarque aucune ecchymose.

Vu la bénignité des symptômes généraux, M. Sencert diffère l'intervention et recommande à l'interne de garde de prendre le pouls toutes les demi-heures et d'en noter les caractères.

A 8 heures, les symptômes locaux sont les mêmes. Le pouls est monté successivement de 90, à 5 heures, à 96, à 5 heures et demie, puis de 100, à 6 heures, à 110, à 8 heures. Le malade a eu un vomissement alimentaire. D'après les indications fournies par le pouls, M. Sencert conclut à une lésion viscérale.

Laparotomie médiane sous ombilicale ; à l'ouverture du péritoine, s'écoulent un liquide sanieux abondant et des débris de matières fécales. L'opérateur dirige la main dans l'hypochondre gauche, à la recherche de l'angle duéduno-jéjunal. A 0^{m}05 de cet angle, il tombe sur une déchirure intestinale, du diamètre d'une pièce de deux francs, il en régularise les bords et la ferme par deux plans de sutures, un plan muco-muqueux et un autre séro-séreux. Il explore le tractus intestinal jusqu'au cæcum, examine les côlons, sans plus rien trouver.

Dans tout le ventre, sont répandues des matières stercorales solides et semi-liquides. Il ouvre largement les deux fosses iliaques par deux incisions analogues à celle de Roux.

Il éponge ensuite avec soin et méthodiquement toute la cavité abdominale, en commençant par l'hypochondre gauche où sont surtout accumulées les matières. Puis il procède à la toilette successive de l'hypochondre, du flanc et de la fosse iliaque gauches, des mêmes régions, à droite, et du bassin.

Enfin il fait ce que nous faisons pour les plaies infectées

des membres, surtout pour les plaies articulaires, souillées de terre et de corps étrangers, c'est-à-dire un grand lavage à l'eau oxygénée dédoublée et chaude ; toutes les régions sont lavées, jusqu'à ce que le liquide ressorte clair. Un gros drain est placé dans chaque incision, puis la plaie suturée en trois plans.

Le lendemain, l'état de l'opéré est très satisfaisant ; on lui fait trois litres de sérum le premier jour et les jours suivants. Le pouls est excellent, la température normale ; le cours des matières et des gaz se rétablit ; les drains sont enlevés le septième jour.

Le huitième jour, un dimanche, M. Sencert est appelé ; le malade a passé une mauvaise nuit, il a souffert du ventre ; en toussant, il a senti quelque chose se déchirer et, pour calmer ses coliques, il a promené ses doigts sur sa plaie, après avoir défait son bandage de corps.

On s'aperçoit que la suture médiane a cédé ; les anses intestinales sortent. M. Sencert avive les bords de la plaie et fait une suture en un plan, à la soie n° 4.

La guérison se poursuit sans encombre.

OBSERVATION II

Péritonite aigüe généralisée d'origine appendiculaire.

(Communication de M. le Dr Sencert, chef de clinique chirurgicale à la Société de Médecine. Janvier 1905).

Antoinette L., 23 ans, femme de chambre, entre à l'hôpital, le 6 mai 1904, dans le service de M. le Professeur Spillmann.

Antécédents héréditaires. — Son père et sa mère sont

morts bacillaires. Plusieurs frères et sœurs ont succombé en bas âge.

Antécédents personnels. — Elle a déjà été atteinte de tuberculose pulmonaire ; en 1903, elle a été soignée dans le service de M. le Professeur Spillmann pour une pleurésie bacillaire.

Maladie actuelle. — Le jeudi 5 mai, la malade a été prise de douleurs abdominales assez vagues, qui, vers le soir, semblent se localiser dans la fosse iliaque droite. Le médecin pense à une crise appendiculaire et envoie la malade à l'hôpital ; elle entre le lendemain matin dans le service de M. le Professeur Spillmann.

Les douleurs ont cessé, le facies est calme. Température : 37°. Pouls régulier, égal, bien frappé à 84. On palpe facilement la fosse iliaque droite, la paroi ne se défend nullement ; il y a seulement un peu de sensibilité à la palpation profonde ; on pense à de la tuberculose iléo-cæcale.

Le même jour, M. le professeur agrégé L. Spillmann revoit, à 2 heures de l'après-midi, la malade avec M. le Dr Sencert. Elle vient d'avoir un violent frisson, mais qui n'a duré qu'un instant ; le facies est bon, le nez chaud, la langue humide. Le pouls est monté de 84 à 104. On constate un commencement de défense musculaire au niveau de la fosse iliaque droite, ce qui fait penser à une crise appendiculaire.

M. Sencert revoit la malade à 5 heures ; le facies est toujours bon, le nez chaud, la langue humide. Le ventre n'est pas ballonné : la localisation nette de la douleur a disparu au niveau du point de Mac-Burney. La température est à 39°, le pouls à 110. On porte d'une façon ferme, le diagnostic d'appendicite aigüe. Les phénomènes de douleur et de défense musculaire très localisés, l'état général bon, font différer l'intervention.

M. Sencert revoit la malade à 6 heures. L'état général est sensiblement le même. Le pouls est monté à 120 ; cette ascension régulière du pouls, malgré l'état général, qui paraît excellent, inquiète M. Sencert.

Celui-ci revoit la malade à 8 heures du soir. Le facies est grippé, les yeux sont excavés, le nez effilé et froid, les extrémités froides ; tout indique que l'organisme est profondément atteint. Le pouls est petit à 140. Les signes locaux n'ont pas changé : le ventre n'est pas ballonné, la défense et la douleur sont encore bien limités à droite. La malade est amenée dans le service de M. le Professeur Gross.

Intervention. — Incision de Roux. Un flot de liquide séro-purulent s'écoule Le doigt, explorant la fosse iliaque, sent immédiatement l'appendice, qui est comme amputé à son extrémité libre par une plaque de sphacèle ; il est absolument libre dans la cavité abdominale, sans aucune protection. Après l'avoir enlevé, M. Sencert reconnaît que le liquide vient de partout, du flanc et de l'hypochondre droits, de la fosse iliaque gauche. Il pratique une large incision médiane et une large incision dans la fosse iliaque gauche. Le même liquide s'écoule par les trois orifices.

Il procède ensuite au lavage systématique de toutes les parties de l'abdomen à l'eau oxygénée, jusqu'à ce que le liquide ressorte clair. Des gros tubes sont placés dans les ouvertures.

On fait à l'opérée deux litres de sérum.

Le lendemain matin : T. 38°. P. 120. Urines : 500 grammes.

Deux litres de sérum le matin et deux litres le soir, l'état général est satisfaisant.

Le surlendemain : T. 38°. P. 100. Urines : 550 grammes.

On fait 1500 grammes de sérum.

Le 9, la malade a des gaz ; le 10, une selle spontanée. Le pouls est à 90. L'état général est excellent. Au premier pansement, M. Sencert est frappé du peu de liquide, qui s'écoule par les drains ; il les raccourcit légèrement et les coupe de 0m02.

Le 13, on les retire complètement, sauf celui de droite, qui est laissé en place jusqu'au 17.

Les plaies se cicatrisent très vite ; la malade retourne dans le service de M. le Professeur Spillmann, où la guérison s'effectue.

De ces deux observations, nous pouvons rapprocher la suivante, qui nous a paru assez typique.

OBSERVATION III (Résumée)

Contusion de l'abdomen par coup de pied de cheval. Laparotomie 16 heures après l'accident. Guérison.

(Robert — *Archives de médecine et de pharmacie militaires*, 1902. XL.)

G..., canonnier au 34e régiment d'artillerie, en manœuvres, reçoit le 29 août, vers huit heures du matin, un violent coup de pied de cheval dans le flanc droit ; il est renversé et sent une douleur dans le bas-ventre ; il est transporté à l'hôpital, distant de 5 kilomètres.

Il n'avait pris qu'un peu de café et de pain à 6 heures et demie du matin ; pas de vomissements, pas de perte de connaissance.

Le malade est examiné à 10 heures et demie à l'hôpital ; pas de choc. Rien à l'examen ; l'affleurement n'est pas douloureux ; ventre en bois.

Le malade va à la selle et urine. On constate une zone de matité dans la fosse iliaque droite. La langue est humide. Le pouls est à 72, plein, la respiration à 24, irrégulière ; température 37° 8.

Le blessé se plaint surtout de gêne respiratoire. On lui met de la glace sur le ventre et on lui prescrit de l'opium.

2 heures soir. — Le pouls est à 84 ; le faciès est un peu pâle. Le malade a des sueurs, il a toujours sa lucidité ; le ventre commence à se météoriser. L'intervention est décidée pour 10 heures.

A ce moment, le malade déclare ne pas souffrir ; il cause gaiement et veut se lever ; la paroi n'a plus de défense. La température est à 38°, le pouls à 112 intermittent, changeant, passant de l'amplitude à la dépression, fuyant. Le facies est toujours coloré, la parole facile.

Opération à minuit. — Laparotomie médiane de 0m12, le péritoine pariétal est épaissi, couleur lie de vin ; à son incision, se produit un jet de liquide louche, d'odeur fécale ; les anses intestinales sont distendues, arborisées, couleur lie de de vin, couvertes d'exsudats. On trouve une perforation de 0m015 sur l'iléon, à 0m30 de la valvule. On enlève le bouchon fécal qui l'oblitère ; double surjet à la soie. Lavage de la cavité péritonéale à l'eau salée bouillie. L'incision est fermée par deux anses de fil d'argent, aux angles supérieur et inférieur, prenant toute la paroi. On met en place trois drains de 0m20 et des tampons de gaze remplissent l'intervalle entre les deux sutures. Avant et pendant l'opération, on a fait 800 gr. de sérum de Hayem.

30 août. — Matin : Le malade a passé une assez bonne nuit, la température est à 37°. — Le soir : T. 37° 5. R. 24. P. 124. On change le pansement.

31. — Matin : T. 37° 8. — Soir : T. 38° 4. R. 20. P. 108.

Deux vomissements verdâtres dans la nuit. 400 grammes de sérum.

Les jours suivants, le malade vomit encore quelquefois.

Le 6 septembre, il est considéré comme sauvé.

Le 10, la température est à 37° 8, le pouls à 88.

Le 6 octobre, le malade mange ; le 22, il se lève.

Le 27 novembre, il quitte l'hôpital.

La simple lecture de ces trois observations pourrait suffire à prouver ce que nous voulons démontrer, c'est-à-dire l'importance de l'étude du pouls pour établir le diagnostic précoce de la réaction péritonéale au cas de perforation intestinale.

L'observation I nous montre un blessé, qui, après son accident, présentait des symptômes si peu alarmants, qu'il faillit être refusé par l'interne de garde. Trois heures avant l'intervention, qui montra l'existence d'une déchirure intestinale, il ne présentait pas trace de choc abdominal, son facies était excellent et les signes classiques de réaction péritonéale étaient si peu marqués, que l'opération avait été différée. Mais le pouls, qui, à cinq heures, était à 90, battait déjà à 96 à cinq heures et demie ; à six heures, il était à 100 et à huit heures, il atteignait 110.

Pas de défense abdominale, pas de ballonnement, pas de vomissements, pas de hoquet, pas même d'hyperesthésie cutanée, sur laquelle certains auteurs insistent tant, chez notre malade de l'observation II, et cependant l'appendice était perforé. Mais le pouls, qui, le matin, était à 84, bat à 104 à deux heures de l'après-midi ; de 110, à cinq heures, il est monté à 120 à six heures et, à huit heures, il a atteint 140.

Le blessé, qui fait l'objet de l'observation III, n'a pas, après son accident, présenté de choc ; en arrivant à l'hôpital, il va à la selle et urine spontanément ; sa langue est humide. Dix heures après avoir reçu son coup de pied de cheval, il souffre si peu qu'il veut se lever ; sa paroi abdominale ne présente pas de défense. Mais le pouls qui, à dix heures et demie du matin était à 72, bien frappé, atteint déjà 84 à deux heures de l'après-midi et, à dix heures du soir, il est à 112, intermittent, fuyant Et malgré un état général satisfaisant, ce malade est atteint d'une perforation de l'iléon et ses anses intestinales sont déjà couvertes de fausses membranes.

Nous nous souvenons encore d'avoir vu, pendant notre externat chez M. le Professeur Gross, un malade qui avait été renversé par un lourd camion à deux heures de l'après-midi ; à trois heures, à son arrivée à l'hôpital, il fut examiné par M. le Dr G. Gross, chef de clinique chirurgicale. Sa température était à 36°5, son pouls à 70 ; à ce moment, le diagnostic de lésion intestinale ne s'imposait pas. Deux heures plus tard, à cinq heures, le facies du malade était un peu altéré, sa paroi abdominale présentait une défense musculaire nette, la température était à 35°5 et le pouls était déjà à 110. Ce dernier signe surtout fit porter à M. le Dr G. Gross le diagnostic de lésion intestinale. La laparotomie mit à jour une déchirure mésentérique de 0^{m}15 et une perforation intestinale du diamètre d'une pièce de cinquante centimes.

Les indications fournies par le pouls sont-elles suffisantes pour permettre de poser le diagnostic ? Cela nous paraît certain, car, sur quel autre signe, dit de réaction péritonéale, peut-on se baser, puisque chacun de ces signes peut manquer, dans le cas de lésion intestinale ou exister alors qu'il n'y a pas de perforation? Et non-seulement le pouls nous permettra de faire le diagnostic, mais encore de faire un diagnostic précoce ; non seulement c'est un signe de premier ordre, mais c'est le signe capital, qui se manifeste avant que l'inflammation n'ait commencé à se produire sur le péritoine ; l'accélération débute dès que celui-ci commence à être envahi par les produits septiques, avant qu'il ait eu le temps de réagir. Comme l'a si bien dit Lejars : « Il est le signe avant-coureur « de l'infection péritonéale, il dénonce souvent, « avant le thermomètre, avant les accidents fonc- « tionnels, l'imminence du danger » et, dans un autre ouvrage, après avoir constaté l'absence de signes cliniques pathognomoniques, il ajoute : « Pour moi, c'est le pouls qui me guide le plus « souvent ».

On a pu remarquer que l'accélération se poursuit d'une façon à peu près régulière ; dès lors, en présence d'un malade chez qui l'on soupçonne une perforation intestinale, il est indiqué de prendre le pouls à intervalles réguliers. M. le Professeur Gross le fait prendre de demi-heure en demi-heure. Nimier fait noter le pouls, la température et la respiration chaque demi-heure. D'Arcy Power est également d'avis de prendre le pouls de demi-heure en demi-heure.

Nous ajouterons maintenant quelques mots sur la tension du pouls, dont la force varie en sens inverse de l'accélération. D'après Cushing même, elle fournirait des indications sur l'état du malade, avant que le nombre des pulsations soit modifié.

Nous avons pu relever dans la thèse de Rouslacroix une observation assez caractéristique à ce point de vue. Il s'agit d'un homme de 28 ans, qui a été attaqué, étant ivre. Deux heures après, on le laparotomisait et on trouvait sept perforations du grêle. Immédiatement après l'accident, le pouls était à 100, la tension de 16 cms ; immédiatement avant l'opération, le pouls était monté à 108 et la tension était tombée à 13 cms. Or, normalement chez un adulte sain, elle correspond à 17-18 cms de mercure.

L'appréciation de cette hypotension pourra rendre de grands services, quand, par hasard, on aura affaire à un malade présentant un ralentissement permanent du pouls. C'était vaisemblablement le cas, chez un malade, opéré par Schwartz, vingt-quatre heures après le début des accidents et chez lequel il trouva une perforation de l'appendice et trois collections purulentes dans le ventre. Or, le pouls était à 72, mais l'ondée sanguine était d'une mollesse extrême et Schwartz insiste sur ce point.

Par conséquent, un pouls s'accélérant de demi-heure en demi-heure et diminuant de force de demi-heure en demi-heure, même chez un malade présentant un bon état général, nous autorisera à porter le diagnostic de réaction péritonéale commençante et, par suite, de perforation intestinale ou stomacale, si nous avons des raisons de songer à une lésion d'un de ces organes.

Dans le cas contraire, s'il est normal ou, si après avoir été fréquent et faible, il se ralentit et se relève, on pourra poser un diagnostic, qui comportera un pronostic favorable. Quelques observations vont nous montrer l'exactitude de cette réciproque.

OBSERVATION I

Contusion grave de l'abdomen par coup de pied de cheval. Guérison spontanée.

(Billet. *Arch. de méd. et phar. militaires*, XXVIII. 1896)

X..., cavalier de remonte, reçoit le 1er septembre 1895, à 10 heures du matin, dans la région du flanc gauche, un coup de pied de cheval, lancé à la volée. Il est projeté en arrière, tombe en syncope, puis, pendant tout l'après-midi, est pris de lipothymies répétées et de vomissements verdâtres. Il est apporté à l'hôpital à 7 heures du soir ; le facies est pâle ; le pouls faible ; bat à 140. Température 37° 5.

Le malade est somnolent, il éprouve de violentes douleurs, dans tout l'abdomen ; il n'a pas uriné. L'éloignement d'aides suffisants fait ajourner l'opération. On prescrit de la glace sur le ventre et de l'opium.

2 septembre. — Température 38°. Le pouls, qui est à 100, s'est relevé. Le malade ne vomit plus depuis 11 heures. Il éprouve de vives douleurs et n'a pas uriné depuis 20 heures. Le cathétérisme ramène de l'urine claire.

On continue la glace et l'opium et l'on prescrit du lait froid.

Le soir, la température est à 38° 3, le pouls est à 100, plein. Les douleurs sont moins généralisées.

3 septembre. — Température : 38°. Pouls : 90. La nuit a été assez bonne ; les douleurs spontanées sont beaucoup moins intenses. On permet du lait et deux œufs ; la glace et l'opium sont continués.

Le soir, température : 38°5. Pouls : 86. Le malade a uriné spontanément.

4 septembre. — Température : 37° 2. Pouls : 80.

Le malade sort le 15.

OBSERVATION II

(In thèse de MENDY. Paris, 1896)

Le 21 juin 1894, à 9 heures du matin, un brigadier du train reçoit un coup de pied de cheval dans la région ombilicale ; il ne revient à lui qu'une heure et demie après ; il est envoyé au Val-de-Grâce, où il est vu l'après-midi. Il éprouve une douleur abdominale vive ; son facies est altéré et il présente un état nauséeux, le ventre est modérément gonflé, surtout dans la région hypogastrique ; il n'y a pas eu de miction. La température est à 36°, mais le pouls est à 50. On prépare pour une laparotomie. Le soir, l'état est le même.

Le lendemain, la douleur s'étend, tout l'abdomen est météorisé. Température : 36° 2. Pouls : 56.

Les symptômes s'amendent peu à peu et le 5 juillet, le malade sort guéri, sans intervention.

OBSERVATION III

(In thèse de Mendy)

Un cavalier reçoit à 8 heures du matin un coup de pied de cheval dans le côté gauche de l'abdomen. Il tombe en syncope ; on le transporte à l'hôpital. Pendant toute la journée, le météorisme va en se développant ; le malade présente un facies grippé. A 3 heures de l'après-midi, le tympanisme s'est étendu à tout l'abdomen : le ventre est distendu comme une outre. Mais le pouls est calme et régulier. Dans la nuit, la douleur s'amende, le météorisme diminue et le malade sort guéri quelques jours après.

Choc violent, vomissements répétés, douleurs abdominales étendues, facies grippé, ballonnement exagéré du ventre, absence de miction, symptômes alarmants, faisant, dans deux cas, envisager la nécessité d'une intervention, et, opposé à tout cela, un pouls de fréquence et de force normales, voilà ce qui se dégage de la lecture de ces observations.

Et l'on admettra bien l'importance que présente l'étude de l'accélération du pouls dans le diagnostic des perforations intestinales ; nous devons ajouter, dans le diagnostic précoce ; car les autres signes que nous avons énumérés plus haut, sont déjà des signes de réaction péritonéale, qui, en outre, ne présentent aucune régularité et aucune constance dans leur mode d'apparition, dans leur intensité et dans leur marche.

Et nous ne pouvons mieux terminer qu'en

citant ce passage de Lejars, extrait d'une léçon faite par lui sur le pouls en chirurgie et principalement en chirurgie abdominale :

« Je m'arrête ; aussi bien n'ai-je pas la préten-
« tion de faire l'histoire complète du pouls en chi-
« rurgie. J'ai voulu seulement appeler votre atten-
« tion sur cette vieille méthode d'exploration
« clinique, si simple, si précieuse, quand elle est
« bien interprétée ; l'exercice et l'étude prolongée
« sont, du reste, le meilleur moyen d'en tirer toutes
« les indications qu'elle peut fournir. Et je ne
« doute pas que, livrés à vous-mêmes, loin du
« milieu hospitalier, loin des ressources dont nous
« disposons dans les grands centres, vous ne soyez
« vite convaincus, qu'il est utile, en chirurgie,
« comme en médecine, de bien savoir « *tâter le*
« *pouls*. »

CHAPITRE TROISIÈME

Indications opératoires

Nous soupçonnons l'existence d'une perforation intestinale chez un malade : à quel moment sommes-nous, non seulement autorisés à intervenir, mais même le devons-nous ? Pour étudier cette question, reprenons la division en trois périodes de l'évolution de la péritonite par perforation, établie au chapitre premier.

1° Période de choc.

Nous avons, nous semble-t-il, suffisamment démontré dans le chapitre second, le peu d'indications que peut fournir ce symptôme, dont l'absence est si souvent notée, et il nous paraît inutile d'insister sur ce point.

En ce qui concerne les contusions abdominales, les commémoratifs, d'après plusieurs auteurs, permettraient un diagnostic précoce: quand le traumatisme, au lieu d'être tangentiel, est perpendiculaire à la paroi abdominale, il y aurait toujours des lésions viscérales, la rupture de l'intestin se produirait, grâce à la résistance de la colonne vertébrale. C'est ce qui ressort des expériences faites sur des chiens par MM. Février et Adam. En admettant que l'on puisse conclure de l'animal à l'homme, on avouera que, dans la plupart des cas, on a peu de renseignements sur la façon précise dont s'est produit l'accident, et il serait peut-être téméraire de baser une intervention sur le seul dire du blessé ou des témoins présents lors du traumatisme.

Faut-il donc toujours pratiquer la laparotomie exploratrice ? Chaput, Hartmann, Demons, Berger, se sont montrés opérateurs très hâtifs et Michaux s'est fait le champion convaincu de cette cause, qu'il a longuement plaidée dans le *Bulletin de la Société de Chirurgie* de 1895 et au Congrès français de 1897.

D'après lui, il n'y a de bonne intervention que l'intervention précoce, l'intervention quand même, l'intervention de parti pris, parce que celle-là seule permettrait de reconnaître et de traiter des lésions très graves, sans proportion avec la cause qui les a produites, et il conclut : « La laparo« tomie est le seul moyen de diagnostic et de trai-

« tement, qu'on puisse raisonnablement appli-
« quer à la contusion abdominale ».

Mais nous pensons, avec la majorité des chirurgiens, Quénu et Jalaguier, en particulier, que, tout en étant partisan de la laparotomie précoce, on ne doit pas, sans distinction, ouvrir le ventre de tous les blessés atteints de contusion abdominale.

Quénu a fait justement ressortir, à propos de douze observations citées par Michaux que, s'il était vrai que plusieurs malades étaient justiciables de la laparotomie, il fallait reconnaître que les autres auraient tout aussi bien guéri sans intervention.

Et nous pouvons ajouter avec Reynier que « si
« les laparotomies exploratrices ne sont pas dange-
« reuses, néanmoins nous savons toujours qu'en
« mettant sur la table opératoire un malade qui a
« du choc péritonéal et en l'endormant nous lui
« faisons courir un danger. Ce danger est suffi-
« sant pour nous faire hésiter, surtout quand on
« se reporte aux statistiques, qui nous montrent
« qu'il n'y a qu'un tiers à peine des cas, où les lé-
« sions sont assez graves pour nécessiter la lapa-
« rotomie immédiate ».

Sans compter que nous exposons ces malades à des dangers, ou tout au moins à des ennuis consécutifs : le port d'un bandage et la possibilité d'une éventration.

Faut-il alors avoir recours à un moyen moins radical, c'est-à-dire pratiquer la boutonnière péritonéale de Mayo Robson et, plus récemment, de

Guinard? Comme les liquides épanchés dans le péritoine gagnent les parties déclives, ces chirurgiens ont imaginé de faire une incision très bas, espérant ainsi mieux les trouver, tout en se contentant d'une ouverture petite.

A titre de renseignement, voici, résumée en quelques mots, l'observation présentée par Guinard à la Société de Chirurgie, le 30 juin 1897. Il s'agit de l'opération d'un homme, ne présentant aucun symptôme péritonéal, qui avait reçu, une heure et demie auparavant, un coup de pied de cheval. Guinard pratique une boutonnière sus-pubienne; à l'incision du péritoine, s'écoulent de la bile et des matières fécales ; il prolonge son ouverture jusqu'au creux épigastrique et tombe sur deux plaies de l'intestin, situées, l'une à 0 m. 12 du duodénum, l'autre à 0 m. 05 de la précédente.

De deux choses l'une : où le cas du malade est très sérieux ou bien il ne paraît pas présenter grande gravité. Dans la première hypothèse, si l'état du patient est tellement bas, que l'on n'ose faire qu'une petite incision, c'est qu'il existe chez lui des lésions non pas probables, mais certaines. Dans le second, cas, si l'on commence par pratiquer la boutonnière et que l'on ne trouve rien, devra-t-on refermer et considérer la recherche comme suffisante? Au contraire, c'est quand il y aura une lésion insignifiante à trouver, et à plus forte raison, pas de lésion du tout, que l'exploration devra être complète : il faudra évider l'intestin. Si, en outre, un peu de sang de la plaie abdominale pénètre dans le petit bassin et fait croire à du sang épanché, c'est à l'éviscération qu'il faudra aboutir. L'évidement, l'éviscération, sont-ce là des opérations si simples et si bénignes, qu'on doive les tenter sans des raisons tout à fait sérieuses, sans des signes, sinon certains du moins convaincants, d'une lésion abdominale ?

Si l'on trouve du liquide à l'ouverture du péritoine, que signifie cette expression de boutonnière, puisque, pour suturer la perforation, il faudra prolonger l'incision jusqu'au creux épigastrique ? Il est vrai que, dans son observation, Guinard ajoute qu'une incision de $0^{m}10$ à $0^{m}15$ aurait suffi.

En résumé, la laparotomie exploratrice peut paraître trop téméraire et la boutonnière sus-pubienne semble donner des renseignements trop peu suffisants, pour que nous les employions pendant la première période.

Du choc lui-même, nous n'avons rien à déduire, sinon une contre-indication à l'intervention, quand il est trop accusé.

2° Période d'invasion du péritoine par les produits septiques.

Le contenu intestinal ou stomacal s'est répandu dans la cavité péritonéale et déjà le pouls a commencé son ascension régulière, aucun autre symptôme sérieux ne permet d'affirmer qu'il y a perforation. Devrons-nous, avec les partisans de l'expectation armée, attendre les accidents dûs à la réaction péritonéale et à l'intoxication générale ? C'est ainsi que s'exprime Nimier, qui n'ose agir immédiatement, craignant d'exposer son malade à une laparotomie inutile, sinon dangereuse, mais qui, d'un autre côté, se rend compte que temporiser trop longtemps, c'est aboutir à une intervention impuissante sur une économie intoxiquée.

Et, d'ailleurs, combien inconstants et infidèles sont ces signes ; nous avons longuement insisté sur ce point dans le chapitre second. Rappelons encore leur absence dans la terrible péritonite septique, dans laquelle n'existe même pas la dissociation entre la température et le pouls.

En outre, ces symptômes, quand on les note, sont, comme nous l'avons dit plus haut, ceux de la réaction péritonéale et si, à ce moment, il n'est pas toujours trop tard pour intervenir, du moins les chances d'un heureux résultat sont-elles bien diminuées.

Seule, l'étude du pouls, nous fournira des indications précises et précoces pour une intervention ; c'est lui qui, le premier, nous traduira l'excitation du bulbe, dont la cause d'irritation réflexe se trouve dans la cavité péritonéale ; au moment de l'invasion du péritoine par les produits septiques, l'hyperdiapédèse a bien commencé à son niveau, mais l'inflammation proprement dite n'a pas encore envahi la séreuse. Ce qui le prouve, c'est le peu de suppuration post-opératoire, notée dans l'observation I, citée au chapitre second et cependant, dans ce cas, la cavité abdominale était souillée de matières stercorales dans toute son étendue; mais comme les indications fournies par le pouls avaient permis une intervention précoce, l'absorption de ces produits était à peine commencée et la réaction inflammatoire fut faible.

On ne s'illusionnera donc pas sur l'absence des signes classiques, dont les plus précoces, ceux d'épanchement de liquides et de gaz, font souvent défaut, et surtout on n'attendra pas leur apparition ; si de demi-heure en demi-heure, on note l'accélération croissante du pouls et sa diminution de force, c'est qu'il y a choc péritonéal, qu'il y a des matières épanchées dans le ventre, qu'il y a perforation et ce diagnostic précoce aura comme conséquence une opération précoce, qui, pratiquée avant que le péritoine ait subi la réaction inflammatoire, nous permettra de sauver presque sûrement notre malade.

3° Période d'inflammation du péritoine; péritonite.

A cette période, les signes de réaction péritonéale, que nous avons énumérés, vont en s'accentuant depuis le moment de leur apparition. En général, la température qui, d'abord, avait augmenté plus ou moins rapidement, s'abaisse, à mesure que les phénomènes toxiques se prononcent ; le nombre des respirations augmente, l'anxiété du malade est extrême, son facies est franchement abdominal, le pouls irrégulier et filant est à 130-140, le nez et les extrémités se cyanosent, le collapsus est proche et la mort qui le suit.

Evidemment, l'on peut toujours opérer un malade dans ces conditions, mais il a peu de chances de pouvoir supporter le traumatisme opératoire ; et il est malheureusement trop certain que, s'il résiste à l'intervention, ce sera pour succomber à l'intoxication.

L'on pourra objecter, qu'en opérant au début de cette période, dès l'apparition des signes de réaction péritonéale, on peut obtenir des succès, mais nous avons assez répété combien variables ils étaient dans leur mode d'apparition et dans leur intensité, et nous l'avons assez longuement démontré, pour que l'on nous accorde qu'ils seraient insuffisants, pour justifier, à eux seuls, une intervention, tout à fait au début de cette troisième phase.

En résumé, quel est donc le moment optimum pour opérer ? C'est le commencement de la seconde période ; dès cet instant, l'analyse du pouls, pratiquée de demi-heure en demi-heure, fournit des indications opératoires nettes ; car, dès qu'il s'accélère et qu'il faiblit, c'est que le choc péritonéal persiste, c'est qu'il y a perforation ; il faut intervenir le plus rapidement possible, pour arracher le malade aux dangers de la péritonite qui va s'établir.

CHAPITRE QUATRIÈME

Quelques considérations sur le traitement des péritonites par perforation

---

Dans ce chapitre, nous envisagerons trois points : la triple laparotomie, le lavage de la cavité abdominale à l'eau oxygénée et le drainage multiple.

Mais auparavant, nous préciserons les cas pour lesquels nous préconisons cette technique opératoire. Elle est indiquée chaque fois qu'il y a issue des matières contenues dans le tube digestif, de ce dernier, dans la cavité péritonéale ou bien chaque fois qu'il y a inondation péritonéale. Il est évident qu'il serait excessif de pratiquer trois ouvertures dans la paroi abdominale, lorsqu'un bouchon muqueux obstruant la perforation, il n'y aurait pas présence de matières septiques dans le ventre ou bien lorsqu'on aurait affaire à une perforation appendiculaire située au milieu d'une collection bien limitée et protégée par des adhérences.

On objectera qu'une simple laparotomie pourrait bien suffire, quand, dans les cas d'une contusion abdominale, par exemple, on intervient au début de la seconde période, alors qu'il n'y a pas encore de péritonite proprement dite. Mais nous répondrons que, même à ce moment, le contenu intestinal est déjà au contact de presque toute la séreuse, car son issue a été favorisée par les mouvements péristaltiques et antipéristaltiques de l'intestin et par les mouvements exécutés par le blessé. Comme l'a fait remarquer Mikulicz au XXXIIIe Congrès de la Société allemande de Chirurgie (1904), la résistance naturelle du péritoine ne suffit plus pour prévenir une péritonite mortelle, quand, malgré toutes les précautions, les bactéries, pénétrant dans le ventre, sont trop nombreuses ou trop virulentes, ainsi que la chose arrive, par exemple, dans la résection stomacale ou intestinale. Les statistiques démontrent qu'en dépit de nos perfectionnements techniques, la mortalité de ces interventions est toujours élevée et que la mort survient le plus souvent par péritonite. Et cependant, dans ces résections, l'issue des matières septiques, quand elle a lieu, est minime et ne contamine qu'une petite partie de la séreuse. Lorsque tout le péritoine est souillé, même si l'on opère avant la réaction inflammatoire, il n'est donc pas exagéré de pratiquer plusieurs ouvertures dans la paroi abdominale.

Ces restrictions faites, nous allons montrer, que, somme toute, notre technique opératoire est basée sur celle, analogue, que nous mettons en œuvre, lorsqu'il s'agit de plaies infectées, et l'on admettra que la comparaison est logique.

En présence d'une plaie contuse, souillée de corps étrangers et par suite infectée, quelles indications avons-nous à remplir ?

1° Tarir la source de l'infection, c'est-à-dire enlever ces corps étrangers.

2° Détruire l'infection établie, c'est-à-dire mettre au net le foyer infecté, le déterger complètement, au niveau de ses moindres diverticules et pour arriver à cela, faire un grand lavage, de préférence à l'eau oxygénée.

3° Enfin établir un drainage total et continu, assuré par les incisions et les débridements nécessaires.

Et la comparaison est tout à fait complète, si l'on a affaire à une plaie contuse du genou, avec ouverture de l'articulation ; le péritoine est remplacé par la synoviale. On pratique deux incisions latérales et une médiane, pour ouvrir le cul-de-sac sous-tricipital : voilà bien nos trois incisions ; parfois même on complète par deux incisions postéro-latérales, dites de décharge. On lave ensuite la cavité largement, soigneusement, dans ses moindres recoins, puis on établit un drainage multiple.

Nous ne ferons pas autre chose dans le cas de perforation intestinale.

1° Tarir la source de l'infection, c'est-à-dire suturer la perforation ou bien enlever l'appendice.

2° Détruire l'infection établie, c'est-à-dire évacuer les produits septiques qui souillent la cavité péritonéale et faire ensuite un grand lavage à l'eau oxygénée.

3° Etablir un drainage par les trois incisions pratiquées dès le début et, au besoin, par d'autres ouvertures, dont l'opportunité est apparue au moment de l'intervention.

Ce traitement apparaît donc comme très logique et de plus il a fait ses preuves ; c'est lui qui, dans les cas que nous envisageons, est employé au service de M. le Professeur Gross, et c'est grâce à lui que plusieurs malades ont été sauvés. Nous sommes loin de la méthode pratiquée par Martinet, qui prétend avoir soigné des péritonitiques par perforation pendant des semaines et les avoir sauvés, grâce à l'application de son traitement médical ; mais, bien que sa théorie soit séduisante, nous restons cependant sceptiques en ce qui concerne l'existence vraie de perforations chez ses malades.

Nous allons immédiatement commencer l'étude de la technique opératoire, dont nous venons de parler, sans toutefois nous servir de la division établie plus haut, qui nuirait peut-être à l'exposé de faits un peu détaillés.

TECHNIQUE OPÉRATOIRE

Laparotomie.

Le malade étant endormi, on pratique une laparotomie médiane sous-ombilicale de 0m12 à 0m15 ; à l'incision du péritoine, s'écoule au dehors un flot de liquide ou bien une rapide inspection de la cavité permet de reconnaître la présence de matières stercorales dans la cavité abdominale ; on protège par de nombreuses compresses les lèvres de la plaie, puis, par deux incisions de 0m08 à 0m10, analogues à celle de Roux, le long du bord externe des muscles grands droits, on pratique deux ouvertures latérales, l'une à droite, l'autre à gauche ; après issue du liquide, on garnit abondamment de compresses les bords de ces nouvelles plaies.

Nous insistons sur ce point, car il faut, autant que possible, prévenir l'introduction de germes septiques dans les veines ouvertes au niveau de la tranche abdominale ; on comprendra facilement que, si l'on opère sur un organisme en proie à des phénomènes d'empoisonnement, il ne faudra qu'une minime pénétration de germes virulents dans la circulation, pour faire éclater des accidents de toxémie très graves, sinon mortels. C'est pour cette raison que Tuffier a perdu un malade plus de trois jours après l'opération ; un léger suintement sanguin avait été provoqué par le décollement d'une mèche de gaze au cours d'un pansement ; le malade mourut rapidement de toxémie.

Une fois la triple laparatomie faite, si le liquide est abondant dans le ventre, on l'éponge doucement avec des compresses, sans cependant prolonger cette manœuvre ; quand il y a présence de matières stercorales, on les enlève rapidement. Dans le cas où les anses intestinales seraient déjà recouvertes d'exsudats, nous ne pensons pas qu'il soit nécessaire de pratiquer l'enlèvement de ces plaques fibrineuses, car c'est une besogne longue et que l'on ne peut guère accomplir d'une façon complète ; il est vrai que Demons a proposé un moyen expéditif pour atteindre ce but ; il consiste à essuyer les intestins avec une éponge rude et de râcler ensuite leur surface avec une lame de couteau ; mais nous doutons fort que ce procédé ait des chances d'être adopté.

Au moment de la première incision, des gaz se sont échappés de la cavité abdominale et d'après leur odeur ou leur manque d'odeur, on peut déjà soupçonner quelle est la partie du tractus intestinal qui est lésé. Czerny et Steinthal ont remarqué que des gaz inodores indiquent une perforation de l'estomac ; l'odeur sulfureuse prononcée, une perforation du côlon ou de l'iléon ; la perforation du jéjunum se traduit par un écoulement continu des matières. En outre, la nature de l'épanchement peut fournir quelques indications ; le contenu stomacal contient toujours des parcelles alimentaires reconnaissables ; un liquide jaunâtre proviendra de l'intestin grêle ; une bouillie brunâtre et plus consistante, du gros intestin.

On procède alors à la recherche, puis à la suture de la perforation. Si l'on soupçonne une lésion de l'estomac et que l'on ne trouve rien sur la face antérieure, on pratique une incision à travers le mésocôlon transverse pour explorer la face postérieure de l'organe. Si la recherche porte sur l'intestin, on prendra le cæcum pour point de repère et, partant de ce point, on suivra successivement le petit et le gros intestin.

Même dans le cas d'une intervention précoce, alors que les anses intestinales ne sont pas dilatées et paralysées, nous sommes d'avis qu'il est préférable, pour cet examen, de ne pas pratiquer l'éviscération, qui consiste à recevoir le paquet intestinal dans une serviette ou bien une flanelle imbibée d'eau bouillie chaude, puis à réintégrer petit à petit les anses.

Une fois la suture faite, et nous n'insisterons pas sur ce point, nous arriverons à la seconde partie de l'acte opératoire.

Lavage de la cavité abdominale à l'eau oxygénée.

Bien que certains chirurgiens, parmi lesquels Delbet, considérant que le pus est une réaction de l'organisme contre l'infection, non seulement ne pratiquent pas de lavage, mais encore n'évacuent pas complètement le liquide péritonitique, la presque unanimité des chirurgiens procède actuellement, dans le cas de perforation intestinale, au nettoyage minutieux de la cavité péritonéale par un liquide.

L'antiseptique employé au service de M. le Professeur Gross est l'eau oxygénée dédoublée, à la température de 40°. Pendant tout le temps de l'opération, il faut avoir soin de surveiller l'anesthésie ; on devra en outre éviter de faire arriver le courant de liquide chaud sur le diaphragme et, par conséquent, donner une position inclinée au corps de l'opéré. Ces restrictions faites, l'eau oxygénée étant dans l'irrigateur, comment procédera-t-on à ce lavage ?

Le doigt porteur de la canule dirigera le liquide dans le flanc gauche, par l'ouverture latérale gauche, ensuite il descendra dans la fosse iliaque et, après un lavage minutieux de cette région, il sera porté dans l'hypocondre gauche, jusqu'au niveau de la rate ; on ne s'arrêtera que lorsque le liquide ressortira clair.

On agira de même pour le côté droit ; successivement, on lavera le flanc, la fosse iliaque et l'hypochondre droits, en portant la canule jusque sous la face inférieure du foie.

Enfin, on terminera par un lavage pratiqué par la laparotomie médiane ; on ne s'étonnera pas de la teinte gris-noirâtre que prend le grand épiploon et l'on arrêtera l'opération quand le liquide ressortira absolument clair.

La manœuvre aura été assez rapide, la quantité d'eau oxygénée employée aura été d'environ quatre litres ; même si la cavité n'a pas été absolument lavée dans ses moindres recoins, cette désinfection suffira à l'économie et lui permettra de faire les frais de la résistance.

Pendant tout ce temps, un ou deux aides placés aux cuisses feront du sérum artificiel à l'opéré.

Nous allons maintenant expliquer le mode d'action de l'eau oxygénée et montrer quels sont ses avantages.

L'eau oxygénée, tout d'abord, coagule les matières albuminoïdes en dégageant une quantité notable d'oxygène, qui transforme presque instantanément le mélange en mousse épaisse; il est facile de concevoir que cette mousse s'insinuera au milieu des anses intestinales derrière les mésos, dans les moindres recoins, mieux que ne saurait le faire le liquide le plus fluide et partout éclateront les bulles d'oxygène.

En second lieu, l'eau oxygénée est un antiseptique assez puissant, avec lequel on n'a pas à craindre les accidents d'intoxication par résorption ; en outre, il jouit d'une action destructive particulière contre les microbes anaérobies et l'on sait combien ces derniers occupent de place dans la flore intestinale.

Nous ajouterons que ce liquide est fort bien supporté par la cavité abdominale ; c'est l'avis des chirurgiens qui l'ont employé dans ces cas et particulièrement de M. le Professeur Gross et de M. le Professeur Weiss ; et c'est encore un avantage qu'il possède sur certains antiseptiques qui ne le deviennent qu'à une dose où ils sont caustiques.

Enfin, nous rappellerons les bons résultats de son emploi, mentionné dans les observations I et II du chapitre second. Dans ces deux cas, la suppuration post-opératoire fut minime et quand les drains furent enlevés au septième jour, les incisions abdominales, qui avaient été en contact avec l'eau oxygénée, étaient déjà presque complètement refermées. Et pourtant, dans un cas, on avait affaire à une péritonite aigue généralisée, mais il a été démontré que plus les tissus étaient enflammés, plus destructive était l'action qu'ils exerçaient à l'égard de cet antiseptique.

Il nous faut maintenant dire pour quelles raisons nous préférons l'eau oxygénée aux autres liquides employés pour le lavage de la cavité abdominale dans le traitement des péritonites, car, sans compter l'eau stérilisée et la solution physiologique de chlorure de sodium, dont on se sert beaucoup actuellement, on a eu recours, entre autres solutions, à celles d'acide borique à 3 p. 100, de sublimé à 1 p. 2 à 5000, d'acide phénique à 2 1/2 p. 100.

Pour ce qui est de ces dernières substances, on peut dire avec Lucas-Championnière, que « s'il est normal qu'un antiseptique puisse nous

« défendre en prévenant le développement des « germes, l'action septique et la suppuration, il « n'y a plus aucune régularité d'action de l'anti- « septique contre la suppuration qui est établie ». Le sublimé, qui, en présence des matières albuminoïdes, est décomposé et disparaît, n'a aucune valeur ; l'acide phénique, même en solution aussi concentrée qu'on puisse l'employer pour le péritoine, n'agit que fort lentement ; quant à l'acide borique, sa puissance antiseptique est bien faible.

En reprenant notre comparaison avec le traitement des plaies infectées, nous pouvons mettre en parallèle l'action de l'eau oxygénée et celle des autres antiseptiques contre la suppuration, en rappelant une observation très-intéressante de Lucas-Championnière.

Un jeune chiffonnier de dix-huit ans avait eu le genou écrasé contre un mur par un moyeu de charrette. Il s'en était suivi un épanchement gigantesque de la jambe, du genou et de la cuisse et une plaque de sphacèle couvrant un tiers du membre ; la chute de l'escarre ouvrit le foyer sanguin et l'articulation du genou broyée, et tous les efforts du chirurgien furent appliqués au traitement de ce foyer extraordinaire.

On employa tour à tour l'eau phéniquée au 20e ; le sublimé au 1000e ; le chlorure de zinc à 10 p. 100 ; le permanganate de potasse au 1000e. Malgré les contre-ouvertures, la fièvre de suppuration se maintenait, le sujet arrivait à la septicémie parfaite. On attendait la mort à brève échéance, lorsque l'on eut l'idée de faire de grands lavages à l'eau oxygénée ; non seulement le malade guérit, mais encore il conserva son membre inférieur.

Or, dans le traitement de la péritonite, que demande-t-on à l'antiseptique employé, sinon de tarir la suppuration ?

Actuellement, on emploie surtout, pour le lavage de la cavité péritonéale, l'eau bouillie ou le sérum à une température de 50° à 60°. Mais il faut convenir que ces liquides ne peuvent agir que mécaniquement et que la température à laquelle on les porte ne signifie pas grand'chose puisque les microbes ne sont détruits qu'à 106°-110°. On peut citer de nombreux cas où, malgré le lavage à l'eau bouillie ou au sérum, les malades ont succombé à la péritonite. Témoins ceux d'Oergel, Swain, Brünner, Page, opérés pour péritonite consécutive à une perforation d'ulcère de l'estomac et morts au bout de vingt-quatre heures ; celui de Stierling, opéré dans des conditions analogues et mort le troisième jour ; celui de Monod, opéré quinze heures après une perforation de l'intestin grêle et mort trois jours après. Dans les cas de guérison, la suppuration est longue ; après lavage au sérum, dans le cas d'un malade opéré pour perforation intestinale par Loison, les drains furent le siège d'un écoulement abondant pendant dix jours.

A ces résultats, nous pourrons opposer le suivant. Le 1er mars 1905, à six heures du soir,

M. le Dr Sencert opéra, dans le service de M. le Professeur Gross, une malade en pleine péritonite consécutive à la rupture d'une trompe pleine de pus ; avant l'opération, le pouls était incomptable. Triple laparotomie ; lavage minutieux à l'eau oxygénée ; drainage multiple. Le lendemain matin, à la visite, M. le Professeur Gross ne put percevoir le pouls à la radiale ; malgré le sérum à haute dose, la malade paraissait mourante. Le deuxième jour, les drains furent expulsés ; elle guérit de sa péritonite, mais mourut le 15 mars de broncho-pneumonie. Cette action presque miraculeuse de l'eau oxygénée se passe de commentaire.

On a toutefois fait quelques reproches à l'eau oxygénée. Tout d'abord sa cherté et sa causticité.

Il y a, en effet, deux sortes de produits : l'eau oxygénée médicinale et l'eau oxygénée industrielle; or, la première est d'un prix de revient élevé et la seconde renferme une quantité notable d'acide chlorhydrique et d'acide sulfurique. Mais on a maintenant une eau oxygénée dite chirurgicale, qui coûte un prix modéré et dont la teneur en acides est minime ; nous devons ajouter que nous avons toujours vu employer ce liquide dédoublé, c'est-à-dire coupé de moitié d'eau stérilisée. (1)

---

(1) Nous croyons pouvoir citer ici les avantages que l'on pourra retirer de l'emploi d'un nouveau produit : le perborate de soude. Par simple dissolution dans l'eau, et sans l'addition d'aucun acide, le perborate de soude donne une solution ayant toutes les propriétés de l'eau oxygénée libre et chimiquement pure et toutes celles du borate de soude. A l'encontre de l'eau oxygénée du commerce, qui est toujours acide, la solution

Nous avons parlé plus haut de la surveillance que l'on devait exercer sur l'anesthésie, par crainte d'une syncope. Or, disent les partisans du lavage à la solution physiologique de chlorure de sodium, non seulement avec notre procédé nous n'avons pas de collapsus à craindre, mais encore, sous l'influence de notre liquide, le pouls même remonte. Nous pourrons répondre qu'en profitant des avantages de l'eau oxygénée, nous profitons aussi de ceux de la solution de chlorure de sodium, puisque, pendant cette manœuvre, on fera du sérum à l'opéré.

En résumé, après la suture de la perforation, nous ferons un lavage systématique de toutes les parties du ventre : pour cela, nous emploierons de l'eau oxygénée, titrant 10 volumes d'oxygène par litre, coupée de moitié d'eau stérilisée, le mélange ne dépassant pas la température de 40° et nous prolongerons ce lavage jusqu'à ce que le liquide ressorte clair.

Enfin nous établirons un drainage multiple.

Drainage.

Celui-ci a pour but d'empêcher la stagnation d'un liquide, capable de nourrir des microorganismes et d'assurer l'écoulement au dehors du

---

aqueuse de perborate de soude est nettement alcaliné. Un kilogramme de ce produit donne huit litres d'eau oxygénée médicinale à 10-12 volumes d'oxygène.

pus qui peut se reproduire après l'intervention.

Quarante-huit heures suffisent pour déterminer l'emprisonnement d'un drain dans les néo-membranes ; le pouvoir plastique du péritoine est assez grand, pour qu'au bout de ce temps, le drain forme un canal fermé dans le péritoine sain. D'où la nécessité d'établir un drainage en de nombreuses directions, pour permettre l'écoulement des liquides contenus dans l'abdomen.

On peut établir le drainage au moyen de trois sortes de drains : les drains en verre, la gaze et les drains en caoutchouc.

Drains en verre. — Ce sont ceux qui sont surtout employés en Angleterre ; mais leur emploi présente de nombreux inconvénients : ils demandent à être aspirés toutes les deux heures, d'où l'exposition à l'infection des plaies et du péritoine ; de plus, celui qui est placé dans le Douglas peut amener une compression dangereuse au niveau de ce cul-de-sac ; enfin leur nettoyage et leur stérilisation sont difficiles.

Gaze. — Plusieurs chirurgiens emploient, comme moyen de drainage, dans le cas de péritonite, le tamponnement à la gaze décrit par Mikulicz. Une pièce de gaze iodoformée est étalée sur la plaie et, à l'aide de mèches de même gaze, on bourre les anfractuosités du péritoine. Les coins de la pièce, ainsi que les extrémités des mèches, restent en dehors ; il en est de même d'un fort fil de soie phéniquée, qui, attaché au fond de la poche, servira à la retirer. On enlève les mèches successivement dans les premières heures qui suivent l'opération ; la bourse est retirée au bout de vingt-quatre à trente-six heures.

Sans parler des ennuis qui peuvent résulter du fait de la fréquente ouverture du pansement, pour procéder à l'enlèvement des mèches, on peut dire que ce drainage n'est efficace que pendant douze heures ; au bout de ce temps, des coagula se forment sur la surface extérieure du sac et s'opposent à la pénétration des liquides qui s'accumulent au-dessous et autour. Sans compter, qu'en le retirant, on peut amener à l'orifice de la plaie des franges d'épiploon, et même des anses.

A l'appui des accidents de rétention et par suite de résorption dont nous venons de parler, on peut citer de nombreux cas, entre autres, celui qui est rapporté par Lejars d'une femme opérée par lui pour une péritonite par perforation et chez laquelle il avait établi un drainage à la Mikulicz : dix-sept jours après l'opération, devenue cachectique, elle mourait de toxémie.

Donc la gaze ne draine pas ou draine insuffisamment ; si on compte sur elle pour remplir cet office, elle peut être une source de danger, en faisant de la rétention.

Drains en caoutchouc. — Ce sont les plus pratiques et les plus efficaces. Il faudra seulement les choisir d'un diamètre d'ouverture suffisant pour que l'écoulement se fasse facilement et de parois assez minces, de façon que leur souplesse permette à la pression intra-abdominale de favoriser l'issue des liquides au dehors. Avant de les employer, à l'aide de ciseaux, on pratiquera quelques ouvertures latérales sur leur moitié inférieure et, si l'on veut, on pourra les entourer d'un sac de gaze iodoformée, troué à son extrémité pour le passage du tube.

Comment placerons-nous les drains? Si c'est une femme qui a été opérée, il faudra établir un drainage abdomino-vaginal. Le vagin ayant été, au préalable, soigneusement lavé et désinfecté, un aide portera une longue pince courbe en arrière du col et soulèvera le cul-de-sac postérieur ; sur cette saillie, l'opérateur incisera le péritoine et placera un drain entre les deux branches écartées de la pince.

Chez l'homme, dans certains cas, on pourra, par analogie avec ce que l'on fait chez la femme, pratiquer le drainage du petit bassin, ou bien, d'après le procédé de Mauclaire, par la voie périnéale (en atteignant le Douglas entre le rectum et la prostate) ou bien d'après celui de Jaboulay et de Remy, par la voie sacrée ou juxta-coccygienne, permettant d'ouvrir le cul-de-sac en son point le plus déclive. Mais, le plus souvent, il sera suffisant de placer un drain par l'extrémité inférieure de la laparotomie médiane, plongeant jusque dans le Douglas.

Chez la femme, après avoir établi le drainage

abdomino-vaginal, on mettra de même un drain dans la laparotomie médiane.

Ensuite, on drainera les fosses iliaques, en plaçant un tube de caoutchouc à la partie inférieure de chaque incision latérale et en l'enfonçant dans la direction du bassin.

Nous ajouterons enfin que, suivant les indications, on est parfois autorisé à pratiquer le drainage des flancs et des hypochondres par un double drainage lombaire.

Malgré un triple drainage, par la triple laparotomie, les malades, dont il est question dans les observations I et II du chapitre second, n'ont pas jusqu'à maintenant présenté d'éventration ; cela est dû, en partie, aux bons effets de l'eau oxygénée qui a permis une cicatrisation rapide des trois plaies. Dans le cas où cette réparation tarderait à se produire, on pourra, lorsque les trajets ne suintent plus, suturer les plaies, ce qui se fera facilement sans anesthésie, en ayant la précaution de ne prendre que les muscles. sans embrocher la peau.

L'opération est terminée ; par un point de suture placé à chacune de leurs extrémités, on rétrécit les trois incisions abdominales et, aussitôt, on va recommencer les injections de sérum artificiel à haute dose, d'une façon continue, ce qui favorisera l'accroissement de la résistance de la tension sanguine, contribuera au maintien de la diurèse et de l'hydratation des tissus et, par suite, permettra à l'opéré d'observer l'abstinence complète de boissons pendant les premiers jours.

En faisant toutes les réserves, qu'il convient de faire, quand il s'agit de statistiques, nous pouvons clore ce chapitre en citant ces quelques chiffres, empruntés à Rioblanc. Sur 192 laparotomies pour péritonite, le pourcentage des morts, quand on n'a fait ni lavage, ni drainage, a été de 38,6 0/0 ; ce même pourcentage a été de 30 0/0, quand on s'est borné simplement à drainer et il est tombé à 28,3 0/0, quand on a associé le lavage au drainage. Nous croyons pouvoir affirmer que la proportion des morts diminuera encore, quand, dans le traitement des péritonites, on aura recours au lavage à l'eau oxygénée et au drainage multiple, tels que nous les préconisons.

CONCLUSIONS

1° Parmi les signes classiques, donnés par les auteurs, il n'en est pas un seul qui puisse être considéré comme pathognomonique de l'infection péritonéale en général et, en particulier, pour le cas qui nous occupe ici, de l'infection péritonéale consécutive à une perforation intestinale. Seule, l'étude du pouls pris de demi-heure en demi-heure, permet de poser un diagnostic sûr et précoce.

2° Le moment optimum pour intervenir se trouve au début de la seconde période, quand les produits septiques arrivent au contact de la séreuse péritonéale, avant qu'il y ait de sa part réaction inflammatoire.

3° Dans les cas où la plus grande partie de la cavité abdominale est souillée de matières provenant du tube digestif, ou lorsqu'elle est inondée par le pus, l'opération de choix consiste en une triple laparotomie suivie d'un lavage minutieux de toutes les régions de l'abdomen à l'eau oxygénée et terminée par un drainage multiple, au moyen de drains en caoutchouc, placés dans chaque incision.

Nancy, le 21 mars 1905.

Vu :

Le Président de la thèse,
GROSS.

Vu :

Nancy, le 26 mars 1904.

Le Doyen,
GROSS.

Vu et permis d'imprimer :

Nancy, le 30 mars 1904.

Le Recteur de l'Académie,
Ch. ADAM,
Correspondant de l'Institut.

BIBLIOGRAPHIE

ADLER. — *De la laparotomie exploratrice d'urgence pour les traumatismes de l'abdomen.* Thèse de Paris, 1892. N° 169.

ARCY-POWER (D'). — *Quelques cas de perforations gastriques et intestinales et ce qu'on peut en déduire. Centralblatt für Chirurgie.* Leipzig, 1903. P. 611.

ARNOZAN. — *Précis de Thérapeutique.* T. I. 1903.

BARBACCI. — *Pathogénie des accidents consécutifs à la perforation dans les péritonites. Centralblatt für allegemeine Pathologie und pathologische Anatomie.* Iéna. 1893. P. 769.

BECK (VON). — *Du traitement opératoire des péritonites purulentes diffuses par perforation. Beitræge zur klinischen Chirurgie.* 1898. P. 129.

BICHAT. — *De l'emploi de l'eau oxygénée en chirurgie. Revue médicale de l'Est.* 1902. P. 524.

— *Le traitement chirurgical des péritonites par perforations intestinales dans la fièvre typhoïde. Revue médicale de l'Est.* 1904. P. 431.

BILLET. — *Contusion grave de l'abdomen par coup de pied de cheval ; guérison spontanée. Archives de médecine et pharmacie militaires.* 1896. P. 314.

BISHOP. — *Un signe pathognomonique pour le diagnostic de la péritonite aiguë. Lancet.* 1900. T. I. P. 650.

BLOCH (de Copenhague). — *Traitement des plaies infectées.* XIIIe Congrès international de médecine. In *Presse médicale.* 1900. T. II. P. 119.

BODE. — *Une nouvelle méthode de traitement et de drainage dans les péritonites diffuses. Centralblatt für Chirurgie.* 1900. P. 33.

BOUILLY. — *Traitement chirurgical de la péritonite.* Congrès français de chirurgie. 1889. P. 223.

BRETONNIER. — *Essai sur la séméiologie du pouls en clinique chirurgicale.* Thèse de Paris. 1895. N° 92.

BRUDER. — *Méfaits de l'eau oxygénée en otologie. Quinzaine thérapeutique.* 1905. P. 564.

BRUN. — *Traitement chirurgical de la péritonite aiguë généralisée consécutive à l'ulcère perforé de l'estomac.* Thèse de Lyon. 1901. N° 28.

BRUNN (VON). — *Recueil de la littérature sur la péritonite de 1885 à 1900. Centralblatt für allgemeine Pathologie und pathologische Anatomie.* Iéna. 1901. P. 1 et 65.

CAZES. — *De la tension artérielle dans quelques états pathologiques.* Thèse de Paris. 1890. N° 236.

CHANOZ. — *Précautions à prendre dans l'emploi de l'eau oxygénée en chirurgie. Revue internationale de médecine et de chirurgie.* 1901. P. 207.

COYON. — *De l'eau oxygénée; son emploi en thérapeutique. Presse médicale.* T. I. 1899. P. 53.

CUSHING. — *Des indications fournies au cours des interventions chirurgicales par l'étude de la pression sanguine. Semaine médicale.* 1903. P. 16.

DAMBRIN. — *Recherches sur l'anatomie pathologique et le traitement des lésions de l'intestin dans les contusions abdominales.* Thèse de Paris. 1903. N° 486.

DELBET. — *Examen du liquide d'une péritonite septique diffuse généralisée. Gazette des Hôpitaux.* 1900. P. 1127.

DIEULAFOY. — *Etude sur l'appendicite. Bulletin de l'Académie de médecine.* 1896. P. 260.

— *Clinique médicale de l'Hôtel-Dieu de Paris.* 1897. 15e, 16e, 17e leçons.

— *Manuel de pathologie interne.* 1898. T. III.

DUFFETT. — *Un cas de péritonite purulente diffuse avec gangrène de l'appendiee ; laparotomie ; guérison. Lancet.* 1900. T. II. P. 731.

DURAND. — *Des contusions de l'abdomen. Revue internationale de médecine et de chirurgie.* 1903. P. 172.

FÉVRIER et ADAM. — *VIIIe Congrès de chirurgie.* Lyon 1894. P. 247.

GAUTHIER. — *Ulcère de l'estomac ; perforation ; périgastrite suppurée ; péritonite ; intervention ; guérison. Lyon médical.* 1900. P. 448.

GAYET et MOLIN. — *Contribution à l'étude de la laparotomie pour lésions traumatiques de l'intestin. Bulletin médical.* 1904. P. 119.

GUIBAL. — *Ulcère perforé de l'estomac. Intervention. Guérison. Considérations sur le drainage dans les péritonites. Revue de chirurgie.* 1904. T. XXIX. P. 262.

G. GROSS. — *Contusion de l'abdomen. Déchirure étendue du mésentère. Rupture de l'intestin. Laparotomie. Mort. Revue médicale de l'Est.* 1902. P. 238.

F. GROSS et G. GROSS. — *Perforation de l'estomac par ulcère. Revue de chirurgie.* 1904. T. XXIX-XXX.

F. GROSS et SENCERT. — *Contusion de l'abdomen. Laparotomie. Suture de l'intestin. Guérison. Revue médicale de l'Est.* 1904. P. 548.

HOUZÉ. — *De l'intervention chirurgicale dans la péritonite aiguë diffuse par perforation spontanée.* Thèse de Paris. 1896. N° 324.

JABOULAY. — *La laparotomie peut guérir des péritonites suppurées généralisées. Province médicale*. 1895. P. 205.

JALAGUIER. — Articles : *Contusions de l'abdomen avec lésions viscérales. — Péritonite. — Appendicite*. In *Traité de chirurgie*. Duplay et Reclus, 1898, T. VI.

— *Indications thérapeutiques dans l'appendicite*. XIIIe Congrès international de médecine. In *Presse médicale*, 1900, T. II, P. 145.

JULLIARD. — *Un cas de ruptures traumatiques multiples de l'intestin grêle ; grands lavages péritonéaux. Guérison. Revue médicale de la Suisse romande*, 1903, P. 627.

— *De la valeur clinique de la courbe leucocytaire dans les maladies chirurgicales et en particulier dans l'appendicite. Revue de chirurgie*, 1904, T. XXIX-XXX.

LEJARS. — Leçons de chirurgie (La Pitié 1893-1894). 1895.

— *Traitement des plaies infectées*. XIIIe Congrès international de médecine. In *Presse médicale*, 1900, T. II, P. 119.

— *Traité de chirurgie d'urgence*, 1901.

LUCAS-CHAMPIONNIÈRE. — *Sur la valeur antiseptique de l'eau oxygénée*. Communication. *Bulletin de l'Académie de médecine*, 1898, XL, P. 599.

MARTINET. — *Traitement de la péritonite aiguë, en particulier dans l'appendicite. Presse médicale*, 1902, T. I, P. 437.

MAUCLAIRE et ESCHBACH. — *Deux ulcères de la petite courbure symétriques et perforés. Péritonite généralisée. Drainages multiples à la 19e heure. Mort*. — *Bulletin et Mémoires de la Société anatomique de Paris*, 1904, P. 557.

MENDY. — *De la valeur de l'expectation armée et de la laparotomie dans les contusions de l'abdomen par coup de pied de cheval*. Thèse de Paris, 1896, N° 77.

MIKULICZ. — *De la suppression des angles morts du péritoine. Berliner klinische Woche*, 1886, P. 352.

— *Nouvelles contributions au traitement opératoire des péritonites par perforation. Centralblatt für Chirurgie*, 1889, P. 63.

— *Augmentation de la résistance du péritoine à l'infection dans les opérations gastro-intestinales.* XXXIIIe Congrès de la Société allemande de Chirurgie, 1904.

NIMIER. — *Des contusions de l'abdomen par coup de pied de cheval. Archives de médecine et pharmacie militaires*, 1898, P. 228.

PACHON. — *Pouls et tension artérielle. — Journal de Physiologie*, 1899, P. 1130.

PAUL. — *Ulcère perforé de l'estomac ; laparotomie ; guérison. Lancet*, 1895, T. II, P. 31.

RÉMY. — *Sur le drainage transpéritonéal dans les péritonites. Presse médicale*, 1902, T. II, P. 1039.

RICHE. — *Deux interventions heureuses pour perforations intestinales. Tribune médicale*, 1904, P. 328.

RIOBLANC. — *Traitement chirurgical des péritonites. Archives de médecine et pharmacie militaires*, 1890, P. 229 et 305.

ROBERT. — *Contusion de l'abdomen par coup de pied de cheval. Laparotomie 16 heures après l'accident. Guérison. Archives de médecine et de pharmacie militaires*, 1902, P. 52.

ROUSLACROIX. — *Modifications apportées au pouls et à la tension artérielle par quelques interventions chirurgicales et leurs suites.* Thèse de Montpellier, 1903, N° 29.

ROUTIER. — *Traitement chirurgical des appendicites. Presse médicale*, 1895, P. 97.

— *Traitement chirurgical de l'appendicite. Presse médicale*, 1900, T. II, P. 363.

ROUX. — *Indications thérapeutiques dans l'appendicite.* XIIIe Congrès international de Médecine. In *Presse médicale,* 1900, T. II, P. 148.

SAINT-LAURENS. — *Traitement des perforations traumatiques de l'estomac et de l'intestin.* Thèse de Paris, 1888, N° 118.

SENCERT. — *A propos d'un cas de péritonite aiguë généralisée, d'origine appendiculaire.* Communication à la Société de Médecine de Nancy. Janvier 1905.

SHERREN. — *L'hyperesthésie cutanée liée à l'appendicite. Lancet.* 1903. In *Revue internationale de Médecine et de Chirurgie,* 1903, P. 370.

SIRON. — *De l'intervention précoce dans les péritonites aiguës diffuses, d'origine appendiculaire.* Thèse de Paris, 1898, N° 162.

SPILLMANN et GANZINOTTY. — Article : *Péritonites. Dictionnaire encyclopédique des sciences médicales,* 1887, T. XXXIII, P. 289.

STEINTHAL. — *Du traitement chirurgical des perforations de l'estomac et de l'intestin par ulcération. Archiv für klinische Chirurgie,* 1888, P. 850.

TIANEFF. — *Des perforations traumatiques de l'intestin, sans solution de continuité des parois abdominales.* Thèse de Montpellier, 1892, N° 1.

TRUC. — *Traitement chirurgical de la péritonite.* Thèse d'agrégation, 1886.

VERCHÈRE. — *De la septicémie intestino-péritonéale. Revue de Chirurgie,* 1888, T. VIII, P. 559.

VERDIER. — *Observations de péritonites par perforation intestinale. Gazette médicale de Nantes,* 1902, P. 219.

WAGNER. — *Du diagnostic et du traitement de la péritonite par perforation. Deutsche Archiv für klinische Medizin,* 1886, P. 70.

WEISS. — *De l'intervention chirurgicale dans les contusions abdominales. Revue médicale de l'Est*, 1901, P. 678.

Bulletins et Mémoires de la Société de Chirurgie de Paris. Années : 1892, 1894, 1895, 1897, 1898, 1900, 1902, 1903. — Discussions sur la contusion abdominale, l'appendicite et la péritonite.

XIe Congrès français de Chirurgie, 1897. Contusion abdominale.

XIXe Congrès français de Chirurgie, 1904. L'étude de la leucocytose comme moyen de diagnostic dans les péritonites.

Mémoires de la Société de Médecine de Nancy, 1894. Contusion abdominale.

IMP. LOUIS KREIS, 51, RUE SAINT-GEORGES, NANCY

www.ingramcontent.com/pod-product-compliance
Ingram Content Group UK Ltd.
Pitfield, Milton Keynes, MK11 3LW, UK
UKHW021124260726
13994UKWH00002B/982